Prof. Dr. Michaela Döll · Gesund mit Granatapfel

Prof. Dr.
Michaela Döll

Gesund mit
Granatapfel

Mit dem
Vitalstoffwunder
Zellen und
Gefäße schützen

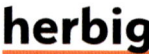

Die Ratschläge in diesem Buch sind von Autorin und Verlag sorgfältig geprüft, dennoch kann keine Garantie übernommen werden. Jegliche Haftung der Autorin bzw. des Verlages und seiner Beauftragten für Gesundheitsschäden sowie Personen, Sach- und Vermögensschäden ist ausgeschlossen.

Fotos: Alle Fotos von Shutterstock.com, außer: Mauro Rodrigues-Fotolia. com (Seite 12); Claudia Sanna, www.atelier-sanna.de (Seite 26, 61,88)

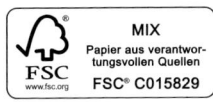

Aktualisierte und überarbeitete Neuauflage

© 2020 Herbig in der Franckh-Kosmos Verlags-GmbH & Co. KG, Stuttgart
Alle Rechte vorbehalten.
Umschlaggestaltung: STUDIO LZ, Stuttgart
Umschlagmotive: AdobeStock (1), Shutterstock.com (2)
Lektorat: Michaela Zelfel, Tegernsee
Satz: DOPPELPUNKT, Stuttgart
PrePress: Heartwork Media, Frank Kreyssig
Druck und Bindung: Printer Trento SRL, Trento
Printed in Italy
ISBN 978-3-7766-2883-8

www.kosmos.de/herbig

Die Autorin Prof. Dr. rer. nat. Michaela Döll im Netz: www.prof.drmdoell.de

Inhalt

Der Granatapfel – die gesunde Powerfrucht

Wohlschmeckender Gesundbrunnen

Körperlich und geistig fit zu bleiben bis ins hohe Alter – wer möchte das nicht? Der Granatapfel kann einiges dazu beitragen. Neueren Forschungsergebnissen zufolge hat der Granatapfel ein äußerst interessantes Wirkprofil, welches der Gesundheit in vielerlei Hinsicht zuträglich sein kann. In medizinischen Studien mehren sich inzwischen die Hinweise auf eine gefäß- und zellschützende Wirksamkeit des Granatapafels, auch im Hinblick auf den Kampf gegen Krebserkrankungen.

Für die vielen gesundheitsfördernden Wirkungen des Granatapfels werden in erster Linie die Polyphenole verantwortlich gemacht, die in der Schale, im Fruchtmark und in den daraus hergestellten Säften zu finden sind. Diesen bioaktiven Pflanzeninhaltsstoffen wird eine hohe antioxidative Potenz nachgesagt, weshalb sie zur nervenzellschützenden Wirkung des Granatapfels und seines Saftes beitragen können. Von besonderer Bedeutung sind auch die in den Samen vorkommenden Sexualhormone, die in kaum einer anderen Pflanze in dieser Struktur und Konzentration zu finden sind und die den körpereigenen Hormonhaushalt günstig beeinflussen können. Der Granatapfel ist somit eine echte Powerfrucht, die durch ihr breites Inhaltsstoffspektrum eine Reihe interessanter Wirkeffekte aufweist.

Symbolkräftige Frucht mit Geschichte

Der Granatapfel (Punica granatum) – paradiesische Frucht oder auch Frucht des Lebens genannt – gilt als eine der ältesten Kulturfrüchte. Seit mehr als 3000 Jahren wird der Granatapfelbaum vom Menschen kultiviert. Seinen Namen verdankt der Granatapfel seinem interessanten Inneren. Die im Reifezustand meist purpurrote Frucht enthält eine große Menge an körnigen Samen (lat. *granatus* = körnig, kernreich). Die Bezeichnung »Punica« geht auf die Römer zurück, die davon ausgingen, dass die Phönizier (= Punier) die Frucht in das Römische Reich importierten. Auch der Name »Granatapfel« (Malus granatum) oder »punischer Apfel« (Malus punicum) weist auf die zahlreichen Samenkörner bzw. die Herkunft der Frucht hin.

Bereits im Alten Testament der Bibel findet die kernreiche Frucht Erwähnung. Möglicherweise handelte es sich beim »Baum der Erkenntnis« im Paradies tatsächlich um einen Granatapfelbaum. Im Hohelied Salomons wird der Granatapfel herangezogen, um die Schönheit der Frau zu unterstreichen. Schon immer galten die schöne rote Blüte und die Frucht des Baumes als Symbol der ewigen Jugend, Fruchtbarkeit, Schönheit und Liebe.

Als symbolische Frucht ist der Granatapfel in vielen Religionen vertreten. So wird das Jesuskind in den Armen der Mutter Maria häufig mit einem Granatapfel in der Hand dargestellt – Symbol für die Fruchtbarkeit Marias. Im Judentum enthält der perfekte Granatapfel 613 Kerne, was der Zahl der Gebote in der Thora entspricht. Im Buddhismus zählt die Frucht zu den heiligen Früchten. Den Überlieferungen des Islam zufolge war der Granatapfel die Lieblingsfrucht des Propheten Mohammed.

In der griechischen Mythologie spielt der Granatapfel ebenso eine wesentliche Rolle. So überreichte beispielsweise der Trojaner Paris der Göttin Aphrodite einen Granatapfel und beendete damit die Fehde mit ihren Mitstreiterinnen Hera und Athene um die Schönheit. Aphrodite, die Göttin der Schönheit und der Liebe, soll es auch gewesen sein, die eigenhändig auf Zypern einen Granatapfelbaum pflanzte.

Die orientalische Gottheit Dionysos wiederum – so die Sage – entmannte den schlafenden Agdistis, ein zweigeschlechtliches Wesen, welches den Göttern ein Dorn im Auge war. Aus dessen Blut wuchs ein Granatapfelbaum, dessen Frucht der Flussnymphe Nana in den Schoß fiel. Daraufhin wurde Nana schwanger und brachte den Sohn Attis zur Welt, der nach der Geburt ausgesetzt wurde, aber zu einem wunderschönen Jüngling heranwuchs.

Im alten Ägypten wurde der Granatapfel den Toten als Wegzehrung in das Totenreich mit ins Grab gelegt. So fand man die Früchte z.B. in den Grabkammern von Pharao Ramses IV. Die älteste, auf der Akropolis in Athen gefundene Frauenfigur aus dem 6. Jahrhundert v. Chr. trägt in der linken Hand einen Granatapfel. Im alten Rom zierten Kränze aus Zweigen des Granatapfelbaumes die Köpfe junger Frauen, die sich dadurch einen reichen Kindersegen erhofften. Darauf geht der griechische Brauch zurück, das Brautpaar mit Kernen der symbolträchtigen Frucht zu bewerfen.

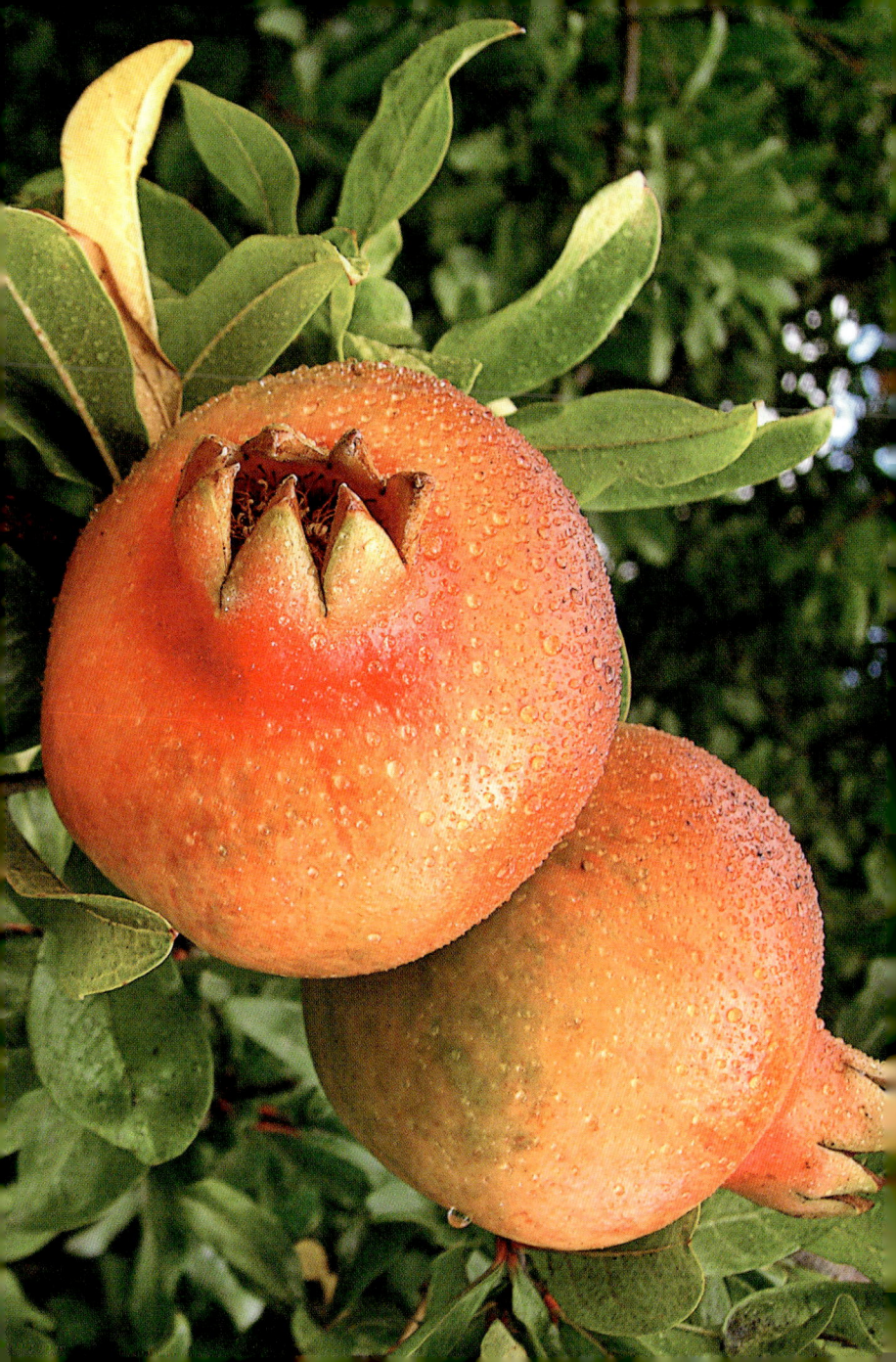

Granatapfel-Steckbrief

Vorkommen und Anbau

Der Granatapfelstrauch bzw. -baum (Punica granatum) gedeiht in tropischen und subtropischen Gefilden. Vermutlich ist Zentralasien (Persien) sein Ursprungsland. Inzwischen wird der Granatapfel im gesamten Mittelmeerraum, in Spanien, Marokko, Ägypten, Israel, Türkei, Iran und Afghanistan kultiviert. Ebenso ist er in Amerika, Südafrika, China und Australien zu finden. Auch in unseren Breitengraden kann man den Granatapfel, am besten im Kübel, anpflanzen. Er liebt einen geschützten, aber vollsonnigen Standort und einen gut durchlüfteten, mageren Boden. Er ist allerdings frostempfindlich und überwintert am liebsten kühl bei 5 °C. In dieser Zeit braucht er nur wenig Wasser. Ausgepflanzte Granatapfelbäume überstehen auch leichten Frost.

Botanik und traditionelle Verwendung

Der Granatapfelstrauch oder -baum gehört zur Familie der Granatapfelgewächse (Punicaceae). Er kann bis zu 8 m hoch und mehrere Hundert Jahre alt werden. Seine etwa 10 cm langen, ledrigen Blätter sind lanzettförmig. Auffallend sind seine wunderschönen weißen, rosa oder (zumeist) roten trichterförmigen Blüten, aus denen sich die 6–12 cm großen, gelben oder roten

Früchte entwickeln. Der Granatapfelstrauch oder -baum blüht von Juni bis September. Die Granatäpfel können bis zu 12 cm breit und 500 g schwer werden. Die Früchte, die eine Scheinbeere darstellen, werden im Herbst geerntet.

Das Innere der Frucht ist durch Membranen in zahlreiche kleine Kammern unterteilt. In diesen befinden sich die unzähligen, kantigen Samen, die von einem blassrosa bis tiefroten Fruchtfleisch umhüllt sind. Sie machen etwa die Hälfte des gesamten Fruchtgewichtes aus. Die Samensäckchen sind umgeben von einer etwa 5 mm starken, ledrigen Schale, die das Fruchtinnere schützt und zur Haltbarkeit der Früchte beiträgt.

Die Blüte, die Schale und der Saft werden in Asien seit Hunderten von Jahren als Färbemittel für Orientteppiche eingesetzt. In asiatischen Ländern wird aus dem Granatapfelsaft ein dickflüssiger Sirup hergestellt, der als Speisezutat Verwendung findet. In der indischen Küche wird aus den getrockneten und gemahlenen Samen des Granatapfels ein Gewürz (Anardana) hergestellt. Die Samen werden auch als Zutat für Süßspeisen verwendet. Aus dem Granatapfelsaft kann Grenadine (auch Grenadine-Sirup) gewonnen werden, der als Farb- und Aromazusatz beispielsweise in diversen Cocktails vertreten ist und ursprünglich aus Granatäpfeln der Karibikinsel Grenada gewonnen wurde.

Auch in der Volksmedizin hat der Granatapfel eine lange Tradition. Die gekochte Schale, die Wurzel und die Rinde fanden infolge ihres Gerbstoffgehaltes bis zum Mittelalter als Wurmmittel Verwendung. In der Unani-Medizin, die auf altgriechischen ganzheitlichen Prinzipien beruht und vermutlich auf Hippokrates zurückgeht, werden die Granatäpfel eingesetzt, um Verdauungsprobleme, Fieber, Sehstörungen und Ohrenschmerzen zu bekämpfen.

Frische Früchte und Granatapfelprodukte – darauf sollten Sie achten

Vorsicht, Farbe! Tipps zum Umgang mit der reifen Frucht

Frische Granatäpfel werden hierzulande vorzugsweise in den Herbst- und Wintermonaten angeboten. Die reife Frucht ist durch eine zumeist tiefrot gefärbte, glänzende Schale charakterisiert. Dank ihrer ledrigen, schützenden Hülle können die Früchte problemlos bei niedrigen Temperaturen (am besten im Kühlschrank) für mehrere Wochen gelagert werden.

Das Öffnen der Früchte erfordert eine wichtige Vorsichtsmaßnahme, denn der austretende Granatapfelsaft hinterlässt hartnäckige Flecken auf Textilien. Am besten wählen Sie eine ältere Unterlage und ziehen sich eine (alte) Schürze an.

Zum Öffnen der Frucht kneten Sie die ledrige Schale ein wenig mit Ihren Händen. Sie wird dadurch weich und lässt sich – nach dem Einritzen – mit einem Messer abziehen. Sie können die Schale auch ringsherum einritzen und die Frucht dann mit den Händen aufbrechen. Die Samen mit dem darin enthaltenen kostbaren Saft kann man vorsichtig herauspulen oder herauslöffeln.

Ebenso kann man die Fruchthälften nach dem Öffnen mit der Schale nach oben auf einen tiefen Teller legen und mit einem Holzlöffel auf die Schale schlagen, wodurch die Samenkerne herausspringen. Die süßlich schmeckenden Samen kann man pur genießen oder weiterverarbeiten (siehe Rezeptteil). Die Samentrennwände sollte man sorgfältig entfernen, denn sie schmecken bitter.

Falls Sie aus den frischen Früchten Saft herstellen möchten, schneiden Sie diese am besten in der Mitte durch und pressen die Fruchthälften mit den Samen mithilfe einer Zitruspresse aus. Sie können die Kerne auch in die Kartoffelpresse geben und den Saft auffangen.

Die bunte Vielfalt der Granatapfelprodukte

Inzwischen erfreut sich der Granatapfel auch hierzulande einer immer größer werdenden Beliebtheit. Von den vielen gesundheitsfördernden Eigenschaften kann man durch den Genuss von Säften und Elixieren profitieren. Ebenso sind, auf der Basis des Granatapfelsaftes, Nahrungsergänzungsmittel in Kapselform erhältlich. Auch die Kosmetikindustrie hat die wertvolle Frucht für sich entdeckt und bietet verschiedene Körperpflegeprodukte und Cremes mit Granatapfelextrakten an.

Granatapfelsaft

Im Handel gibt es zahlreiche Produkte, die unter Verwendung der Früchte bzw. des Saftes hergestellt werden. Am gebräuchlichsten ist der Granatapfelsaft, der möglichst aus rückstands-

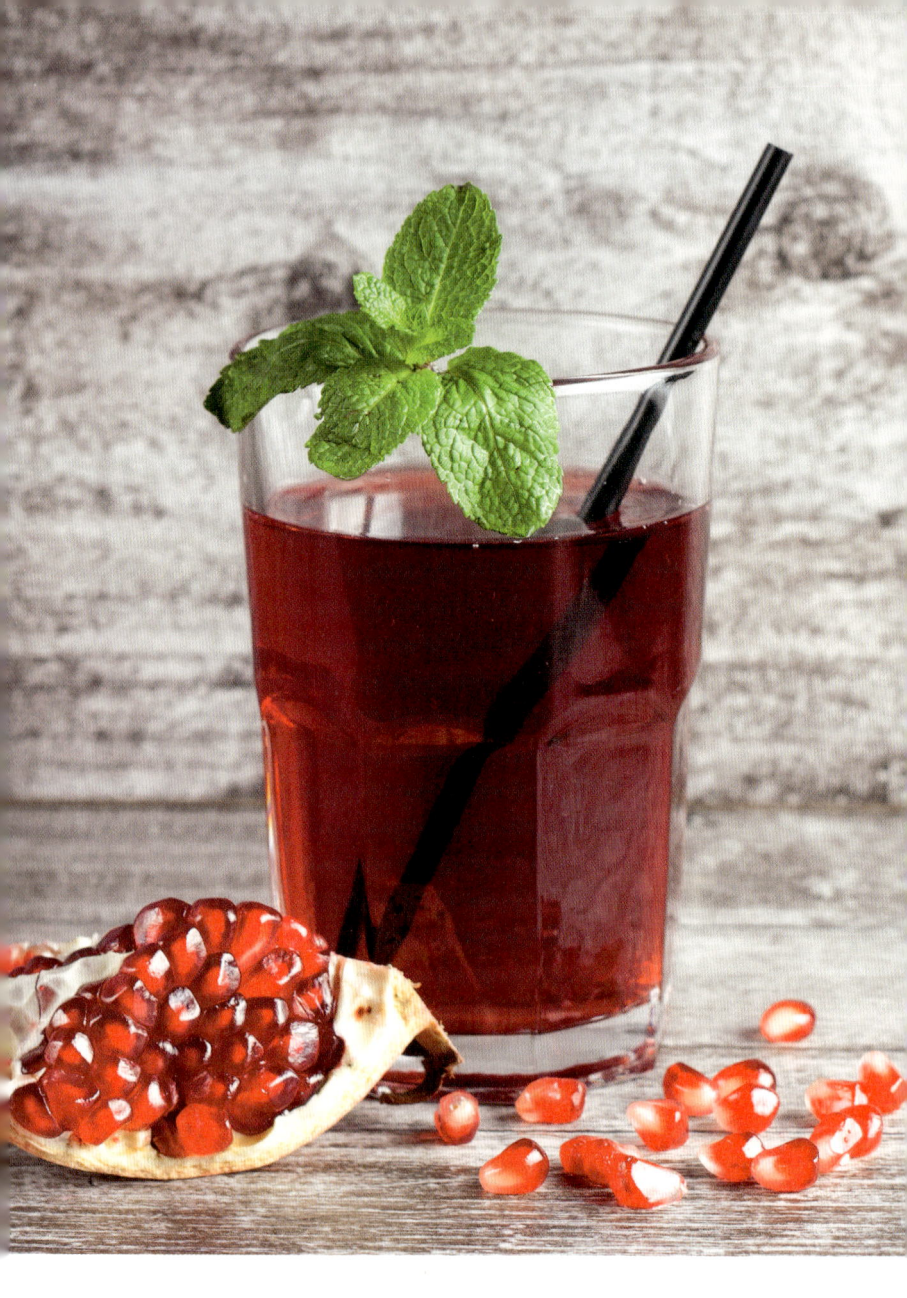

^ Säfte und Elixiere des Granatapfels sind sehr gesundheitsfördernd.   17

kontrollierten oder biologisch angebauten Früchten stammen und weder gezuckert noch mit künstlichen Aromastoffen oder sonstigen Zusatzstoffen versehen sein sollte. Von gesüßten, aromatisierten Produkten ist abzuraten. Bezugsquellen für empfehlenswerte Säfte finden Sie im Anhang des Buches.

Granatapfelelixier

Aus dem Mark der Granatäpfel kann auch ein Granatapfelelixier gewonnen werden, welches mit spagyrisch fermentierten Essenzen aus der ganzen Frucht und den Blüten des Granatapfels hergestellt und mit rechtsdrehender Milchsäure angereichert wird. Dabei werden die Granatapfelteile einem besonderen Fermentationsprozess unterzogen. Das Elixier ist reich an Saft-Polyphenolen und Anthocyanen. Dank der schonenden Aufkonzentrierung und der biologischen Fermentationsprozesse entspricht ein Esslöffel (10 ml) dieses Granatapfelelixiers der antioxidativen Kraft von etwa 200 ml Granatapfelsaft (Bezugsquelle im Anhang).

Granatapfel in Nahrungsergänzungsmitteln

Die wertvollen Inhaltsstoffe des Granatapfels werden auch in Form von Nahrungsergänzungsmitteln (Kapseln) angeboten. Auch in diesem Fall ist auf die Qualität des verwendeten Granatapfelsaft-Extraktes und auf ein schonendes Gewinnungsverfahren zu achten, um sicherzustellen, dass das breite Spektrum der bioaktiven Inhaltsstoffe der Frucht im Produkt enthalten ist. Interessant sind solche Produkte vor allem dann, wenn sie mit anderen Zellschutzstoffen wie z. B. Carotinoiden (Lycopin) und Selen kombiniert werden. Diese Antioxidantien können sich, zusammen mit den im Granatapfelsaft vorkommenden antioxi-

dativ wirksamen Inhaltsstoffen, in ihrer Wirkung gut ergänzen oder sogar verstärken (Bezugsquelle im Anhang).

Granatapfelsamenöl

Aus den Kernen der reifen Granatapfelfrüchte kann mithilfe eines besonders schonenden Verfahrens ein einzigartiges Öl gewonnen werden, welches reich ist an bioaktiven Pflanzeninhaltsstoffen. Die im folgenden Text angesprochenen Östrogenkomponenten und wertvollen Fettsäuren sind besonders im Granatapfelsamenöl zu finden. Das Samenöl der Früchte (als Nahrungsergänzungsmittel in Kapselform) wird besonders bei Wechseljahresbeschwerden angewendet und geschätzt, tut aber auch der Haut (v. a. der reifen Haut) sehr gut. Für die Gewinnung von einem Kilogramm Granatapfelsamenöl müssen etwa 500 kg Früchte eingesetzt werden. Man sollte hier auf einen Hersteller achten, der hohe Anforderungen an die eingesetzte Ware hat. Ebenso wichtig ist die schonende Gewinnung des Samenöls. Nur Kaltpressung garantiert, dass die bioaktiven Pflanzeninhaltsstoffe erhalten bleiben (Bezugsquelle im Anhang).

In der Apotheke wird auch ein flüssiges Granatapfelsamenöl in Flaschen angeboten. Auch dieses sollte nach Möglichkeit aus kalt gepressten Samen stammen, damit die empfindlichen Inhaltsstoffe nicht durch Hitze zerstört werden. Das kalt gepresste Granatapfelsamenöl ist hervorragend für die Gesichts- und die Körperpflege geeignet. Am besten massieren Sie wenige Tropfen dieses kostbaren Öls direkt in die Mimikfältchen ein. Man kann es aber auch für das ganze Gesicht verwenden. Es ist besonders für die trockene, reife Haut geeignet. Seine wertvollen Fettsäuren verbessern die Hautfeuchtigkeit und die Elastizität. Achten Sie darauf, das Ölfläschchen wieder gut zu verschließen,

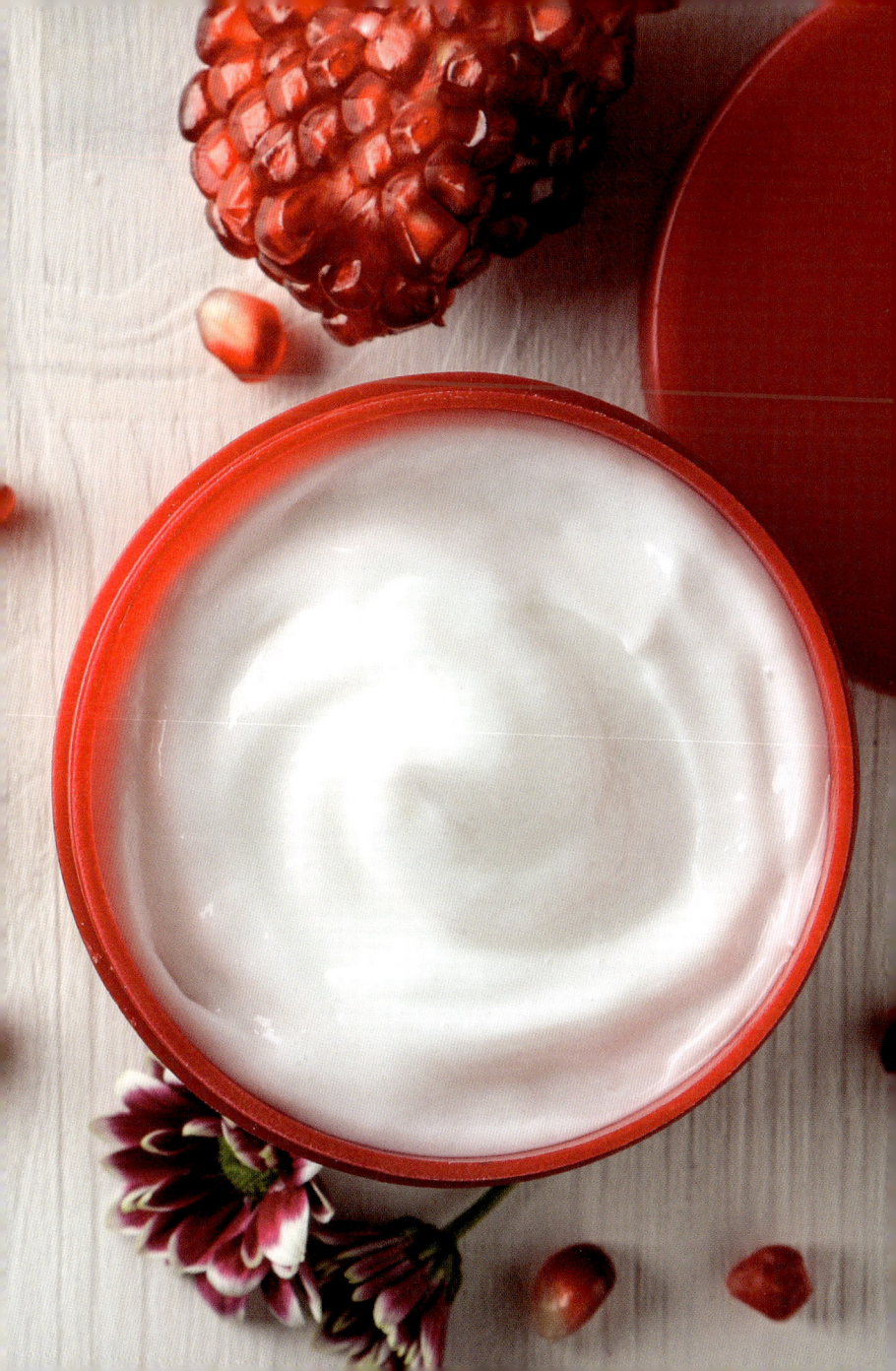

denn die darin enthaltenen Fettsäuren sind sehr empfindlich gegen den Sauerstoff in der Luft und oxidieren leicht. Ebenso wichtig ist die Aufbewahrung in einer dunklen Flasche, am besten an einem lichtgeschützten Ort, da die wertvollen Inhaltsstoffe lichtempfindlich sind.

Granatapfelkosmetik

Im Handel sind Körperpflegeprodukte erhältlich, die den Granatapfel bzw. sein kostbares Samenöl als wertvolle pflegende Zutat beinhalten. Empfehlenswert sind vor allem Naturkosmetikprodukte, die auf jegliche synthetische Konservierungs-, Farb- und Duftstoffe verzichten und strengen Kontroll- und Qualitätskriterien unterliegen (z.B. Demeter-Vertragspartner, Ecocert-zertifiziert). Die Verwendung biologisch angebauter Inhaltsstoffe und der Verzicht auf Rohstoffe, die aus toten Tieren gewonnen wurden, können weitere Kriterien für die Auswahl der Kosmetikprodukte sein.

Für die Gesichtspflege werden in ausgewählten Naturkostläden eine reichhaltige Pflegecreme mit Granatapfel und Ginseng (für jeden Hauttyp) und eine feuchtigkeitsspendende Creme mit Granatapfel und Papaya angeboten. Für den Körper gibt es eine Pflegelotion mit Granatapfel und Olivenblattextrakt, die der Haut mehr Elastizität und Spannkraft gibt. Die Lippen kann man mit einem speziellen Pflegestift auf der Basis von Granatapfel und Olivenöl weich und geschmeidig halten (Bezugsquelle im Anhang).

Zarte Babyhaut allerdings stellt an hautpflegende Produkte ganz besondere Ansprüche, denn sie ist sehr empfindlich. Der Granatapfelsamenextrakt mit seinen pflegenden und feuchtigkeitsspendenden Fettsäuren ist daher eine ideale Zutat für die Ba-

bypflege. Im Handel ist ein ganzes Pflegeprogramm auf der Basis des Granatapfelsamenextraktes erhältlich: Schaumbad, Duschgel, Körperlotion, Windelcreme, Shampoo und Sonnenschutzcreme mit Granatapfel und Sanddorn schützen die empfindliche Babyhaut vor dem Austrocknen und führen pflegende Feuchtigkeit zu (Bezugsquelle im Anhang).

Superfood Granatapfel: Seine Inhaltsstoffe und ihre Wirkungen

Vitalstoffe, Phytohormone und Fettsäuren

Damit unser Körper seine vielfältigen Stoffwechselleistungen erbringen kann, ist er auf die ausreichende Zufuhr von Vitalstoffen angewiesen. So sind die lebensnotwendigen Vitamine, Mineralstoffe und Spurenelemente beispielsweise an enzymatisch und hormonell gesteuerten Reaktionen beteiligt. Auch die Aktivität des Herzmuskels, die Sehfähigkeit, die Nervenfunktionen, die Abwehrfunktionen und die Blutbildung werden durch diese Vitalstoffe mit beeinflusst. Einige der Mikronährstoffe sind für die Gesunderhaltung der Haut, Haare und Knochen wesentlich. Auch die Zellteilung und Geweberegeneration gründen auf solchen Vitalstoffen.

Inzwischen weiß man sehr gut Bescheid über die Bedeutung einzelner Mikronährstoffe für den körpereigenen Stoffwechsel und ihren Bedarf, der auch von den Lebensstilfaktoren des Einzelnen abhängig ist. Einige Faktoren erhöhen den Bedarf an Vitalstoffen, dazu gehören etwa chronische und akute Erkrankungen, Medikamenteneinnahme, Schwangerschaft und Stillzeit, Diäten und Fastenkuren, Stress, Leistungsdruck, Sonnenexposition, übermäßiger Alkoholkonsum oder das Rauchen. Besonders

in diesen Fällen gilt es, verstärkt auf eine vitalstoffreiche Ernährung mit einem hohen Anteil an Obst und Gemüse zu achten.

Der Granatapfel kann einen wertvollen ernährungsphysiologischen Beitrag zur Gesunderhaltung des gesamten Organismus leisten, da er ein breites Vitalstoffspektrum abdeckt. Der frische Granatapfelsaft besteht zu etwa 85 Prozent aus Wasser, zu etwa 10 Prozent aus Zucker und zu etwa 1,5 Prozent aus Pektin. Der Saft und auch die Samen enthalten viele wertvolle Vitamine, Mineralstoffe und Spurenelemente. Im Folgenden seien die wichtigsten genannt:

> *B-Vitamine* benötigt der Körper u. a. zur Energiegewinnung, für die Zellerneuerung, die Blutbildung und für das »Nervenkostüm«.

> *Vitamin E*, welches vor allem in den Granatapfelsamen zu finden ist, fördert die Durchblutung und wirkt entzündungshemmend.

> *Vitamin K* braucht der Körper für die Blutgerinnung – ohne dieses Vitamin würden wir bei der kleinsten Schnittwunde immense Mengen an Blut verlieren.

> Der Mineralstoff *Kalium* ist für die Herztätigkeit und die Erregbarkeit von Muskeln unerlässlich.

> Das Spurenelement *Eisen* wird für die Blutbildung benötigt.

> *Zink* ist ein Tausendsassa unter den Mikronährstoffen. Dieser wichtige Mineralstoff ist für die Immunfunktion, für den Zuckerstoffwechsel, die Sehkraft und das gesunde Haarwachstum unerlässlich.

> *Kupfer* und *Fluor* spielen bei enzymatischen Reaktionen eine wichtige Rolle, wobei Kupfer zudem an der Blutbildung beteiligt und Fluor für die Gesunderhaltung von Zähnen und Knochen notwendig ist.

> Außerdem enthält der Granatapfelsaft verschiedene Eiweiß-
> bausteine wie z.B. die *Glutamin-* und *Asparaginsäure*, die der
> Körper für den Aufbau von Proteinen benötigt.

In den Samen des Granatapfels kommen überdies hormonartige
Strukturen vor, sogenannte Phytohormone, die jenen der körpereigenen Sexualhormone (z.B. den Östrogenen) stark ähneln oder
mit ihnen sogar vergleichbar sind und für den positiven Einfluss
der Samen bzw. des daraus hergestellten Samenöls verantwortlich gemacht werden. Schließlich sind jene Kerne, wie bereits
erwähnt, reich an Vitamin E und enthalten zudem wertvolle
mehrfach ungesättigte Fettsäuren, die für die Gesunderhaltung
der Zellen und Gewebe von Bedeutung sind.

Hot Topic: Bioaktive Pflanzen-inhaltsstoffe

Obst und Gemüse sind auch hervorragende Quellen für bioaktive Pflanzeninhaltsstoffe. Darunter versteht man Substanzen, die zwar nur in geringen Mengen darin vorkommen, aber
trotzdem eine Reihe gesundheitsfördernder Wirkungen entfalten können. Die bioaktiven Pflanzeninhaltsstoffe werden
auch als »Phytonutrients« oder »Phytochemicals« bezeichnet.
Sie werden in den Pflanzen selbst u.a. zum Schutz vor Umwelteinflüssen, vor Insektenbefall und als Abwehrstoffe, Wachs-
tumsregulatoren, Antioxidantien oder Farbstoffe gebildet. Auch
im menschlichen Organismus leisten diese Schutzstoffe einen
wertvollen Beitrag zur Gesundheit. So können sie einen günstigen Einfluss auf die Durchblutung, den Fett- und den Zucker-

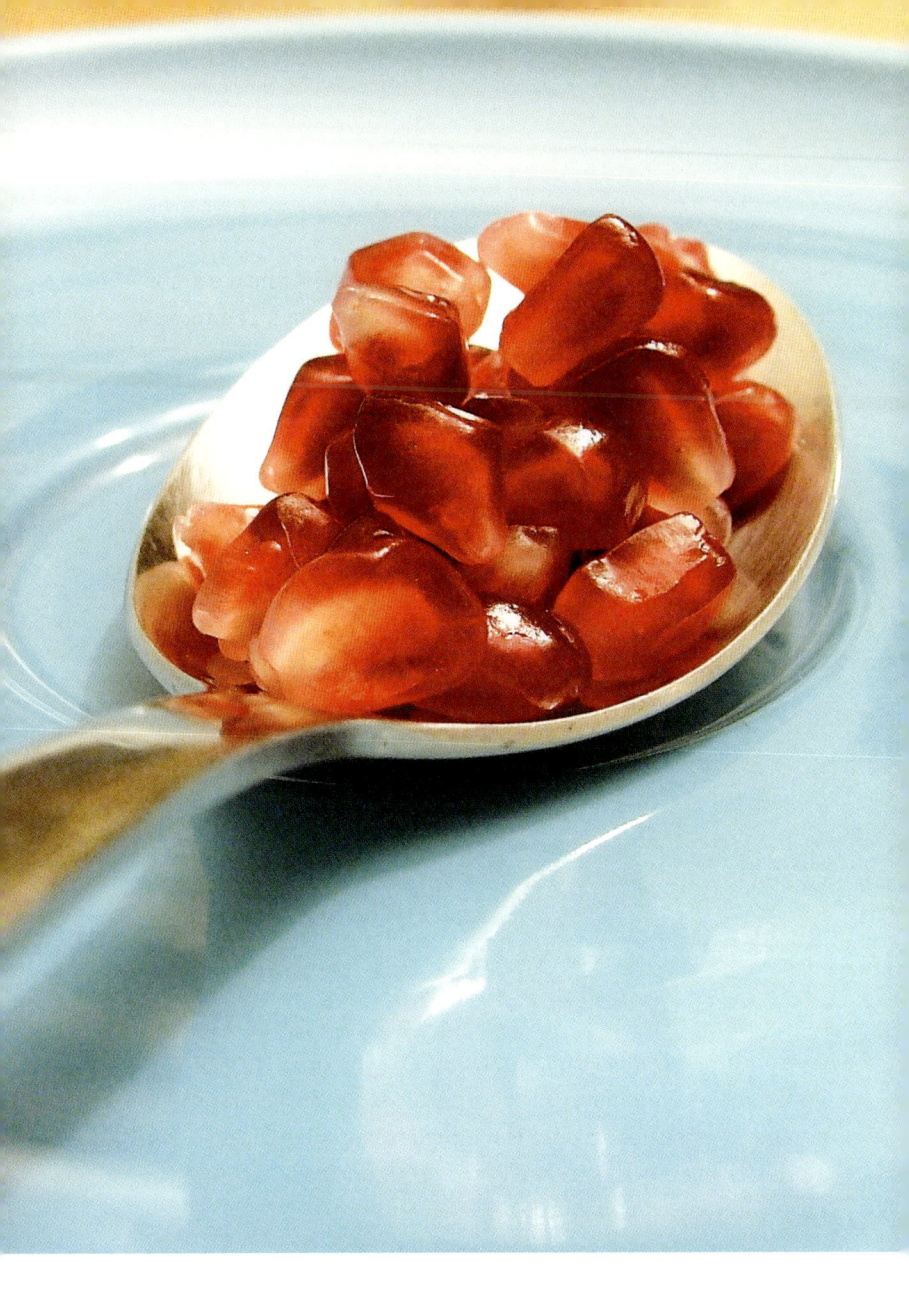

^ Granatapfelkerne sind vitaminreich und lassen sich vielfältig verwenden.

stoffwechsel haben. Sie wirken antiviral, antimikrobiell, stählen unsere körpereigene Abwehr und schützen uns vor Infektionen. Sie bekämpfen Entzündungen und wirken sich günstig auf die Verdauung aus. Am interessantesten ist zweifelsohne die krebsvorbeugende Wirkung, die man vielen der »Phytochemicals« nachsagt.

Die Gesamtzahl der sekundären Pflanzeninhaltsstoffe wird derzeit auf bis zu 100 000 geschätzt. Obwohl die bioaktiven Pflanzeninhaltsstoffe nicht unbedingt lebensnotwendig sind, wird in internationalen Empfehlungen für die Nährstoffzufuhr der vermehrte Verzehr von Gemüse und Obst angeraten, da zahlreiche wissenschaftliche Untersuchungsergebnisse auf eine krankheitsvorbeugende Wirkung schließen lassen.

Tipp

Die Deutsche Gesellschaft für Ernährung empfiehlt: Pro Tag sollte man fünf bis sieben Portionen (pro Portion etwa 100 g) Gemüse und Obst essen, um ausreichend mit bioaktiven Pflanzeninhaltsstoffen versorgt zu sein.

Polyphenole: die Vitamine des 21. Jahrhunderts

Zu den interessantesten bioaktiven Pflanzeninhaltsstoffen gehören die Polyphenole, auch »Vitamine des 21. Jahrhunderts« genannt. So bezeichnete der Nobelpreisträger Albert Szent-Györgyi, der 1937 die Struktur des Vitamin C aufgeklärt hat, Polyphenole vom Typ Flavonoide als »Vitamin P« und räumte diesen Substanzen damit eine vitaminähnliche Wirkung ein, wobei das

»P« für Blutgefäß-Permeabilität (= Durchlässigkeit) steht. Obwohl sie nicht zu den klassischen Vitaminen gerechnet werden, wird ihnen ein »vitaminähnlicher« Charakter bezeugt.

Tatsächlich konnte für die Polyphenole bislang eine Vielzahl gesundheitsfördernder Wirkungen nachgewiesen werden, und so nehmen diese Biomoleküle hinsichtlich ihrer ernährungsphysiologischen Bedeutung einen hohen Stellenwert ein. Polyphenole schützen die Gefäße, stärken das Immunsystem, wirken Allergien entgegen und haben krebsschützende Effekte. Sie können die Durchblutung und die Nierenfunktion verbessern und wirken bakteriell und viral bedingten Infektionen entgegen. Zudem haben viele Vertreter einen günstigen Einfluss auf den Fett- und den Zuckerstoffwechsel.

Im Wesentlichen kann man die Polyphenole in die beiden großen Gruppen der Phenolsäuren und der Flavonoide gliedern. Die Phenolsäuren kommen beispielsweise als Kaffeesäure in der Kartoffel, im Granatapfel und im Kaffee vor, als Ferulasäure in Getreide und als Ellagsäure in Nüssen, im Granatapfel und Beerenfrüchten wie z.B. Himbeeren, Brombeeren oder Erdbeeren. Die Flavonoide bilden wiederum selbst eine große Gruppe bioaktiver Pflanzeninhaltsstoffe, zu der beispielsweise die Anthocyane gehören, die Blüten und Früchte blau, violett oder rot färben. Auch die für ihre gesundheitsfördernden Wirkungen bekannten Epigallocatechine oder Epigallocatechingallate, die beispielsweise im Grüntee und im Granatapfel enthalten sind, zählen zu den Flavonoiden. Ein weiterer Vertreter ist das in Zwiebeln und dem Granatapfel vorkommende Quercetin oder das in Blattsalaten und dem Granatapfel vorhandene Kämpferol. Ebenso zählt das in Orangen vorkommende Hesperidin zu den Flavonoiden.

Mögliche Wirkungen von Polyphenolen

Gesunderhaltung der Zellen und Gewebe

- Schutz vor freien Radikalen (antioxidative Wirkung)
- Entgiftung
- Verbesserung der Reparaturleistung

Herz, Kreislauf

- Förderung der Durchblutung
- Günstige Beeinflussung des Fettstoffwechsels
- Positiver Einfluss bei erhöhtem Blutdruck

Immunsystem

- Verbesserung der Abwehrleistung
- Schutz vor Infektionen
- Hemmung von entzündlichen Prozessen

Gehirn und Nerven

- Nervenzellschutz
- Erhaltung der geistigen Leistungsfähigkeit

Augen

- Schutz vor altersbedingten Augenerkrankungen (z. B. altersbedingter Makuladegeneration)

Polyphenole machen die Blutgefäße stark

Polyphenole haben zahlreiche positive Wirkungen. Wie in verschiedenen Untersuchungen gezeigt werden konnte, mindert eine polyphenolreiche Kost das Risiko für Herz-Kreislauf-Erkrankungen. Eine Ernährung, die reich ist an diesen Schutzstoffen, kann die Gefahr, einen Herzinfarkt oder Schlaganfall zu erleiden, um etwa 30 Prozent reduzieren! Insbesondere die Flavonoide verbessern die Weitstellung der Gefäße und können damit einer Blutdruckerhöhung entgegenwirken. Sie fördern die Durchblutung und hemmen die Blutplättchen, die für eine Verklumpung des Blutes zuständig sind. Außerdem wird der Fettstoffwechsel durch Polyphenole positiv beeinflusst. Die bioaktiven Pflanzeninhaltsstoffe können das Gesamt- und das LDL-Cholesterin senken. Polyphenole wirken auch als Radikalfänger (Antioxidantien) und inaktivieren schädliche freie Radikale, die für eine Oxidation der Blutfette verantwortlich gemacht werden. Die oxidierten Fette entwickeln sich zu sogenannten »Schaumzellen«, die wiederum an der Bildung der gefäßverengenden Plaques entscheidend mitbeteiligt sind. Insgesamt weisen die Polyphenole somit eine Reihe von Wirkungen auf, die zur Gesunderhaltung der Gefäße beitragen können, was letztlich zu dem Rat führt, polyphenolreiche Lebensmittel möglichst oft und reichlich zu verzehren.

Polyphenole senken das Krebsrisiko

Nicht weniger interessant ist die Liste der Wirkeffekte, die Polyphenole im Bereich des Krebsschutzes aufweisen. Verschiedene Studien zeigten eine deutliche Beziehung zwischen dem Verzehr polyphenolhaltiger Lebensmittel und dem Risiko, an Krebs zu erkranken, wobei diese Beziehung für einige Krebsarten wie Darm-, Bauchspeicheldrüsen-, Brust- und Prostatakrebs beson-

ders stark ausgeprägt zu sein scheint. Zu den »hitverdächtigen« Nahrungsmitteln in Sachen »Krebsschutz« zählen zweifelsohne polyphenolreiche Gemüse- und Obstsorten, allen voran Beerenfrüchte, Grüntee, Zwiebeln, Kohlarten und Soja. Wer beispielsweise täglich mehrere Tassen (richtig zubereiteten) Grüntee trinkt, reduziert sein Krebsrisiko beträchtlich.

Polyphenole können den mehrstufigen Prozess der Krebsentstehung in vielerlei Hinsicht bremsen und die Tumorbildung erschweren. Die Phenolsäuren (Ellag-, Chlorogensäure) haben eine entgiftende Wirkung und unterdrücken die Bildung krebserregender Stoffe im Körper, wie z.B. die Entstehung der schädlichen Nitrosamine. Dabei sind diese Polyphenole wirksamer als Vitamin C, welches die Freisetzung der krebserregenden Nitrosamine ebenfalls blockiert.

Die genannten Phenolsäuren, vor allem die Ellagsäure, reagieren auch direkt mit anderen Giften wie bestimmten aromatischen Kohlenwasserstoffen (Zigarettenrauch, Umweltgifte), die als besonders krebserregend gelten und das Erbgut stark schädigen können. Zudem schützen die Polyphenole die Zellen und das Erbgut vor Schäden durch freie Radikale. Des Weiteren sorgen die bioaktiven Powerstoffe dafür, dass »wild gewordene«, sogenannte »entartete« Zellen absterben, bevor sie sich vermehren und weiteren Wildwuchs betreiben können. Und schließlich mobilisieren die Polyphenole die körpereigene Abwehr und sorgen dafür, dass die Immunzellen wachsamer und aktiver sind. Zudem wirken die Polyphenole Infektionen entgegen, die durch Bakterien und Viren hervorgerufen werden. Damit entlasten sie nicht nur das Immunsystem, sondern mindern auch das Krebsrisiko, denn etwa 20 Prozent aller Krebserkrankungen werden auf eine Infektion mit Viren zurückgeführt.

Der Granatapfel – eine wahre Polyphenol-Granate

Der Granatapfel ist hinsichtlich seiner breiten Vielfalt an gesundheitsfördernden Inhaltsstoffen eine echte Powerfrucht. Vor allem aber ist die Frucht reich an Polyphenolen, die in der Frucht und in der Schale zu finden sind. Im Saft des Granatapfels konnten etwa 20 verschiedene Polyphenole nachgewiesen werden. Sowohl Phenolsäuren, wie die bereits erwähnte Ellagsäure und die Chlorogensäure, als auch Flavonoide, wie die Ellagtannine, die Anthocyane oder das Quercetin, sind in der Frucht vorhanden. Zu den wichtigsten Tanninen zählt die Substanz Punicalagin, die für die Zellschutzwirkung des Granatapfels von entscheidender Bedeutung ist. Interessant ist auch, dass der Granatapfel, ebenso wie der Grüntee, eine Quelle für die krebsschützenden Polyphenole Epigallocatechin und Epigallocatechingallat darstellt.

Polyphenole im Granatapfel

Phenolsäuren

– Ellagsäure
– Gallussäure
– Kaffeesäure
– Chlorogensäure

Flavonoide

– Ellagtannine (Punicalagin)
– Anthocyane
– Proanthocyanidine
– Epigallocatechin und -gallat
– Katechine
– Quercetin
– Rutin
– Kämpferol

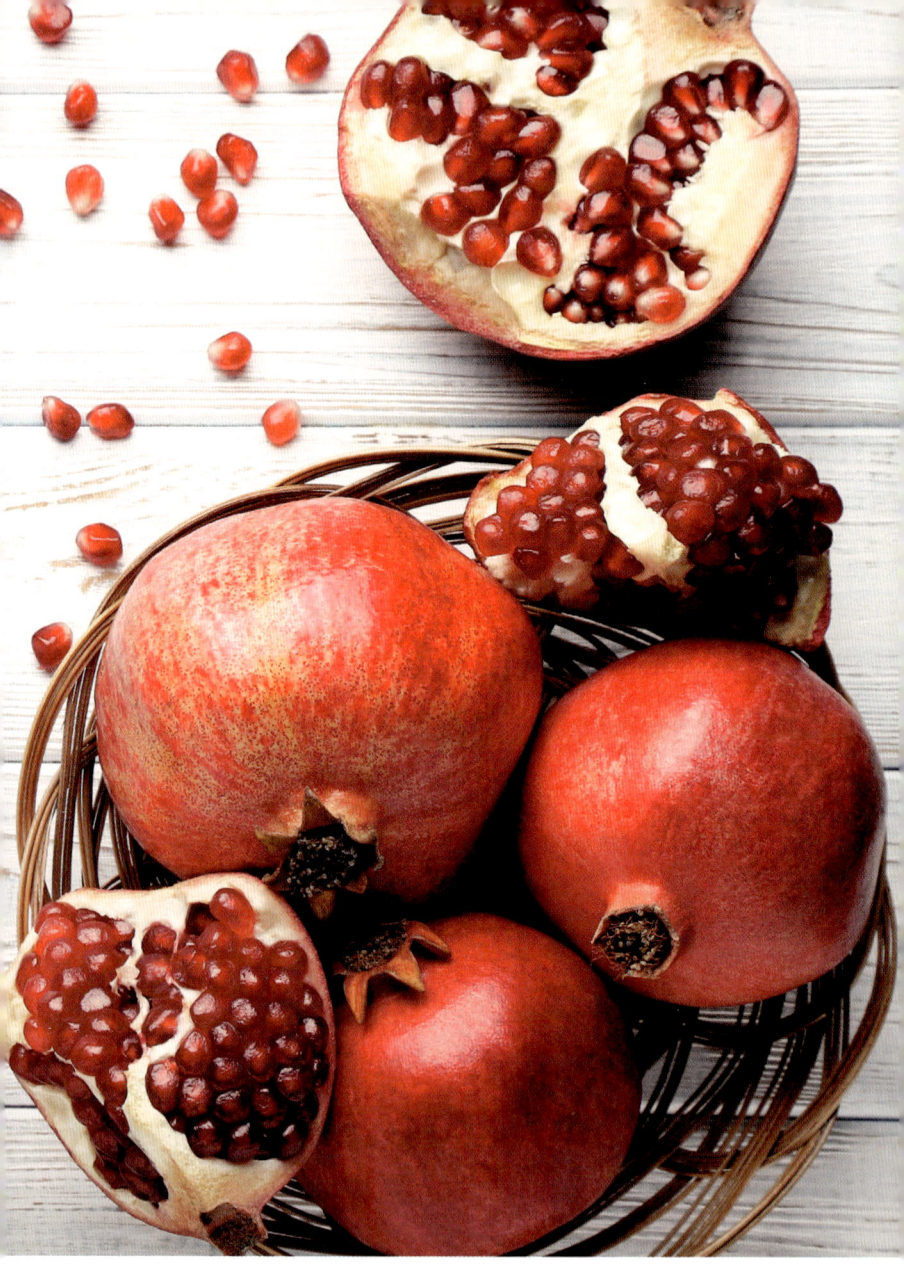

^ Eine wahre Powerfrucht und reich an Polyphenolen.

Antioxidantien: Rote Karte für freie Radikale

»Freie Radikale« nennt man aggressive, zellschädigende winzige Teilchen, die im Körper bei verschiedenen Stoffwechselprozessen (u.a. auch beim Sport) freigesetzt werden, aber auch durch Umwelteinflüsse (Luftschadstoffe, UV-Strahlung, Ozon, Rauchen, Medikamenteneinnahme, Alkoholkonsum) vermehrt im Organismus entstehen.

Freie Radikale schädigen bevorzugt die Biomoleküle der Zelle, allen voran die empfindlichen Fettsäuren und Eiweißstoffe. Da diese Zellbausteine durch freie Radikale oxidiert werden (vergleichbar etwa mit dem Rostvorgang von Eisen), spricht man bei einer übermäßigen Belastung des Körpers mit den aggressiven Winzlingen auch vom »oxidativen Stress«. Dieser ist mit beteiligt an der Entstehung vieler chronisch-degenerativer Erkrankungen wie Herzinfarkt, Schlaganfall, Augenkrankheiten wie dem grauen Star, Gelenkerkrankungen, Rheuma, Nervenkrankheiten oder Krebserkrankungen. Freie Radikale schädigen zudem die Haut und das Bindegewebe. Sie sind maßgeblich am Alterungsprozess der Haut beteiligt und treiben ihr böses Spiel auch bei exzessiven Sonnenbädern. Ein sichtbares Zeichen für eine übermäßige Belastung mit freien Radikalen sind die sogenannten Altersflecken, die bevorzugt auf der Haut älterer Menschen anzutreffen sind.

Ein Übermaß an freien Radikalen sollte aufgrund ihres hohen Potenzials, Schaden anzurichten, vermieden werden. Hier sind Radikalfänger (Antioxidantien) von Bedeutung, die den freien Radikalen Einhalt gebieten und Folgeschäden von der Zelle abwenden können. Antioxidantien werden auch als »Rostschutz-

mittel« bezeichnet, da sie in der Lage sind, die durch freie Radikale hervorgerufenen Oxidationen zu vermindern. Sie spüren freie Radikale in den Zellen und Geweben auf und fangen die schädlichen Winzlinge ab. Zu den bekanntesten Antioxidantien zählen die Vitamine C und E oder auch die Carotinoide, die bevorzugt in pflanzlichen Lebensmitteln enthalten sind (in pflanzlichen Ölen Vitamin E). Auch die in Rotwein und Grüntee vorkommenden Polyphenole weisen eine starke Radikal-inaktivierende Wirkung auf.

Getoppt wird die Effizienz dieser Antioxidantien allerdings vom Granatapfel und seinen Polyphenolen. Der Gesamtpolyphenolgehalt des Granatapfelsaftes ist weitaus höher als in anderen Fruchtsäften – und damit auch seine antioxidative Fähigkeit. Granatapfelsaft wirkt dreimal so gut gegen freie Radikale wie Rotwein oder Grüntee und ist sogar 30-mal (!) so effizient wie die Antioxidantien, die in der Tomate vorkommen. Für diese hohe antioxidative Kapazität werden die vielen verschiedenen Polyphenole des Granatapfels verantwortlich gemacht, vor allem die wasserlöslichen Gerbstoffe (Tannine, allen voran das Punicalagin) machen etwa 90 Prozent der antioxidativen Gesamtwirksamkeit aus.

Wo der Granatapfel positiv beeinflussen kann

Krankheiten und Symptome von A–Z

Im Folgenden finden Sie Hinweise, wie Sie Granatapfel und Granatapfelprodukte konkret bei bestimmten Erkrankungen einsetzen können, um die Selbstheilungskräfte Ihres Körpers zu unterstützen. Sollten Sie Medikamente nehmen, beachten Sie bitte folgende Regel:

Tipp

Nehmen Sie Ihre Medikamente nicht unmittelbar zusammen mit Granatapfelsaft oder sonstigen Granatapfelprodukten ein, sondern halten Sie, um eventuelle Wechselwirkungen zu vermeiden, zwischen den beiden Einnahmen einen Zeitabstand von 2–3 Stunden ein.

Anti-Aging

Der Alterungsprozess wird einerseits durch die Erbanlagen, andererseits aber – vermutlich in weit größerem Umfang – durch

äußere Faktoren beeinflusst. Umweltgifte, Genussmittel, Rauchen, UV-Strahlung und Stress sind »Proaging«-Faktoren, die uns vorzeitig alt werden lassen. Von besonderer Bedeutung sind schädliche freie Radikale, die jeden Tag im Zuge des körpereigenen Stoffwechsels entstehen, aber – wie oben bereits angemerkt – auch durch Umwelteinflüsse im Körper freigesetzt werden. Diese aggressiven Teilchen lassen uns nicht nur über ihren schädlichen Einfluss auf die Haut »alt aussehen«, sondern sind auch an der Entstehung altersbedingter Erkrankungen (z.B. Herz-Kreislauf-Erkrankungen, Krebs, Nerven-, Augenkrankheiten, Gelenkerkrankungen) mit beteiligt.

Wie der Granatapfel hilft

Der Granatapfel und sein Saft sind – wie bereits aufgezeigt – reich an wertvollen Radikalfängern (= Antioxidantien). Diese inaktivieren die schädlichen freien Radikale und schützen die Zellen und das Gewebe vor den Folgeschäden durch diese aggressiven Teilchen. Davon profitieren letztendlich besonders die Gefäße, das Nervensystem und die Haut. Die Frucht und der daraus hergestellte Saft verbessern die Zellerneuerung und beugen der Zellalterung vor.

Außerdem aktivieren die Granatapfel-Polyphenole anscheinend bestimmte Eiweißstoffe (Sirtuine), die den Zellstoffwechsel verlangsamen und damit die Lebenszeit der Zellen verlängern können. Die Aktivierung dieser Sirtuine hat aber noch einen weiteren Vorteil: Fehler und Schäden, die im Zuge des Alterungsprozesses am Erbgut der Zellen entstehen, können nun durch die Reparaturenzyme besser erkannt und behoben werden.

Die Inhaltsstoffe des Granatapfels drosseln weiterhin die zerstörerische Wut von Enzymen (Metallomatrix-Proteinasen), die z.B.

am Abbau von Kollagen in Gelenken, Gefäßen und der Haut beteiligt sind. Auch dadurch sind »Antiaging-Effekte« von dieser »paradiesischen Frucht« zu erwarten.

Und schließlich können die Inhaltsstoffe des Granatapfels, vor allem die in den Samenkernen vorhandenen Fettsäuren, der Haut wertvolle Dienste erweisen. Sie sorgen für mehr Feuchtigkeit und tragen dazu bei, dass die Elastizität und die Spannkraft der Haut erhalten bleiben.

Was Sie tun können

Achten Sie auf eine antioxidantienreiche Nahrung. Trinken Sie zum Frühstück täglich ein Glas Granatapfelsaft oder greifen Sie auf Granatapfel als Nahrungsergänzungsmittel zurück, welches gleichzeitig weitere Antioxidantien wie Lycopin aus der Tomate und Selen enthält. Damit stählen Sie Ihren körpereigenen Schutzschild gegen den Angriff durch freie Radikale und ihre Zerstörungswut. Wählen Sie für Ihre Haut eine Naturkosmetik auf der Basis des Granatapfels und schützen Sie damit Ihre Haut auch von außen vor den altersbegünstigenden Einflüssen.

Atherosklerose

Die Atherosklerose ist eine entzündungsbedingte Erkrankung der Blutgefäße, die letztlich zu Herzinfarkt und Schlaganfall führen kann. Durch (altersbedingte) Umbauprozesse kann es in den betroffenen Gefäßen zu Wandverdickungen und einer Verengung mit Einschränkungen des Blutflusses kommen. In der Vergangenheit hat man ausschließlich Risikofaktoren wie Bluthochdruck, einen gestörten Fettstoffwechsel, Übergewicht,

Diabetes mellitus und Rauchen für diese Umbauprozesse der Gefäße verantwortlich gemacht. Inzwischen gibt es einige Hinweise auf weitere schädliche Einflussgrößen, wie chronische entzündliche Prozesse (niedriggradige Entzündungen) und die bereits erwähnten aggressiven freien Radikale. Diese treiben in den Blutgefäßen ihr Unwesen und lassen die Blutfette »ranzig werden« (oxidieren). Dieses oxidierte Cholesterin ist an der Gefäßschädigung maßgeblich beteiligt.

Wie der Granatapfel hilft

Die im Granatapfel enthaltenen Polyphenole üben eine Reihe positiver Wirkungen aus, die zur Gesunderhaltung der Gefäße beitragen können. Sie stärken das Herz-Kreislauf-System, wirken entzündungshemmend und halten die schädlichen freien Radikale in Schach. In einer Humanstudie konnte gezeigt werden, dass der tägliche Konsum von 50 ml Granatapfelsaftkonzentrat die Oxidation des Cholesterins bereits innerhalb von zwei Wochen um etwa 20 Prozent mindern konnte. Weiterhin haben wissenschaftliche Untersuchungen gezeigt, dass Granatapfelzubereitungen die Durchblutung des Herzmuskels verbessern und das Herz vor stressinduzierten Gefahren schützen können.

In einer Studie mit 45 schwer herzkranken Personen verbesserte sich die Durchblutung des Herzmuskels durch den täglichen Konsum von einem Glas Granatapfelsaft (aus Konzentrat) für die Dauer von drei Monaten um 17 Prozent, während sie sich in der Kontrollgruppe im gleichen Zeitraum um 18 Prozent verschlechterte! In einer anderen Studie ließ sich die Anzahl von Angina-pectoris-Anfällen (»Brustenge«) durch Granatapfelsaft deutlich (um 50 Prozent) senken.

Auch der Verklumpung der Blutplättchen wird entgegenge-wirkt. Bei Personen mit einer Verengung der Halsschlagader zeigte sich in einer Studie, dass nach dem Konsum von täglich 50 ml Granatapfelsaft (zusätzlich zu den Medikamenten) nach einem Jahr die Verengung um 30 Prozent zurückgegangen war. Dagegen nahm diese in der Vergleichsgruppe, welche die übli-chen Medikamente, aber keinen Granatapfelsaft bekam, sogar um neun Prozent zu.

Warum der Granatapfel zur Gesund-erhaltung der Gefäße beitragen kann

- Antioxidative Wirkung (Hemmung der Oxidation des Choleste-rins und anderer Fette)
- Blutdrucksenkende Wirkung
- Cholesterinsenkende Wirkung (Gesamt- und LDL-Cholesterin)
- Entzündungshemmende Wirkung
- Förderung der Durchblutung
- Hemmung der Blutverklumpung
- Verbesserung der Wirkung des Stickstoffmonoxids

Ebenso dürfte für die allgemein gefäßschützende Wirkung des Granatapfelsaftes der günstige Einfluss auf den erhöhten Blut-druck von Bedeutung sein.

Ein weiterer bemerkenswerter Effekt des Granatapfels betrifft die Bereitstellung, Erhaltung und Aktivität von Stickstoffmono-xid (NO). Dieser Botenstoff ist maßgeblich an der Weitstellung unserer Gefäße und der Durchblutung beteiligt. Der Nobelpreis-träger Louis Ignarro, Entdecker dieses wichtigen, gefäßerwei-

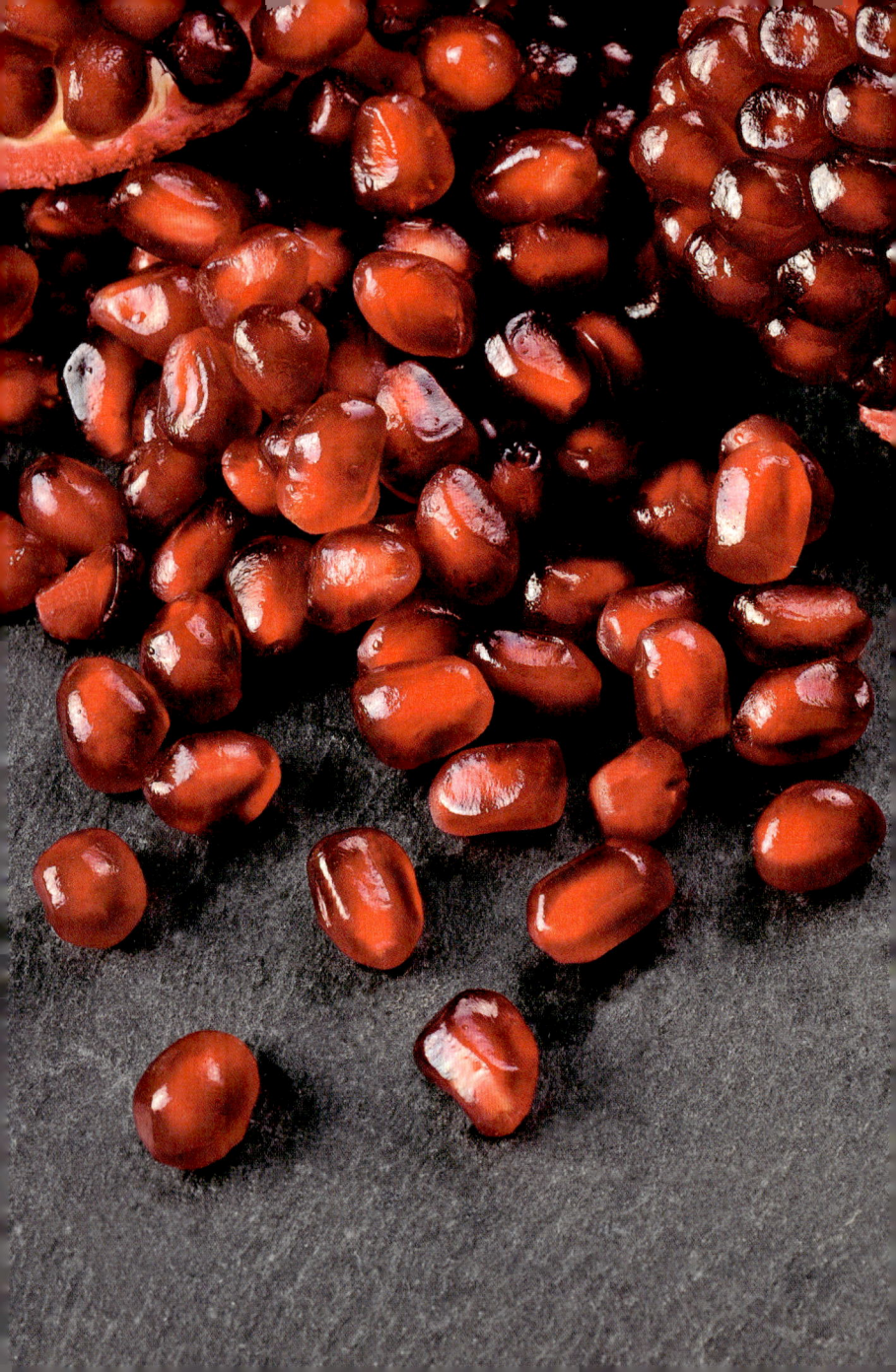

ternden Signalstoffs, veröffentlichte in einer wissenschaftlichen Zeitschrift, dass der Granatapfelsaft die biologische Wirksamkeit des in den Gefäßen gebildeten Stickoxids deutlich verbessert. Damit können die Blutgefäße insgesamt in vielerlei Hinsicht vom Granatapfelsaft profitieren.

Was Sie tun können

Überprüfen Sie Ihre Ernährung. Bevorzugen Sie eine vitalstoffreiche Kost (viel Obst und Gemüse) und meiden Sie die versteckten, ungesunden Fette (z.B. in Wurst, Soßen, Fertiggerichten). Beginnen Sie den Tag mit dem Granatapfel-Powerdrink (Rezept S.89) und achten Sie auf regelmäßige Bewegung: Laufen, Nordic Walking, Schwimmen oder Fahrradfahren sind empfehlenswert.

Bakterielle Infektionen

Bei bakteriell bedingten Infektionen wie z.B. Nasen- und Racheninfekten sind – vor allem bei Kindern – häufig Antibiotika im Einsatz. Diese wurden in den vergangenen Jahrzehnten leider oft allzu schnell verordnet, was zur Folge hatte, dass sich die Krankheitserreger auf die Wirkstoffe einstellen konnten und zunehmend unangreifbar (resistent) wurden. Auch der Einsatz von Antibiotika in der Tiermast und unser Konsum von Fleisch, das aus diesen Betrieben kommt, tragen zur Belastung mit Antibiotika bei. So hat man inzwischen schneller resistente Bakterienstämme gegen antibiotisch wirksame Substanzen, als man neue Antibiotika entwickeln kann. Besonders deutlich wird diese Problematik in den Krankenhäusern, wo man bei schwer

kranken Menschen inzwischen häufiger vor der Problematik der mit Antibiotika nicht mehr abzutötenden Krankenhauskeime steht.

Wie der Granatapfel hilft

Granatapfelsaft und die Schalenextrakte des Granatapfels hemmen das Wachstum und die Ausbreitung von diversen Bakterien und Viren. Der Granatapfelfruchtextrakt zeigte eine starke (> 80 Prozent) wachstumshemmende Wirkung von Keimen, die an der Bildung von Zahnplaque beteiligt sind. Auch gegen den Eitererreger (Staphylococcus aureus) oder gegen Hefepilze der Gattung Candida zeigten die Früchte und Fruchtextrakte einen Hemmeffekt. Granatapfelsaft und -fruchtextrakt wirken zudem der Freisetzung bakterieller Gifte entgegen und können die Wirksamkeit bestimmter Antibiotika (z.B. Tetracyclin, Chloramphenicol) steigern. Die Schalenextrakte wurden in der Volksmedizin schon vor Jahrtausenden als wirksames Mittel gegen Parasiten (Bandwürmer) eingesetzt. Sie bremsen auch die Verbreitung von Grippeviren.

Was Sie tun können

Wenn Ihnen der Arzt ein Antibiotikum verordnet hat, dann brechen Sie die Einnahme nicht vorzeitig ab, sondern führen Sie die Therapie unbedingt bis zum Ende durch. Unterstützen Sie die körpereigene Abwehr mit den kräftigenden Wirkstoffen des Granatapfels. Nehmen Sie täglich 1–2 Teelöffel Granatapfelmuttersaft (Reformhaus) zu sich. Der darin enthaltene Polyphenolgehalt von etwa zwei Prozent wirkt der Ausbreitung von Bakterien entgegen (ersetzt allerdings nicht die Anwendung eines vom Arzt verordneten Antibiotikums!).

Bluthochdruck

Ein langfristig erhöhter Blutdruck ist ein Risikofaktor für die Blutgefäße und kann schließlich einen Schlaganfall, einen Herzinfarkt oder eine Herzleistungsschwäche zur Folge haben. Auch die Nieren oder die Augen können geschädigt werden. In den wenigsten Fällen (nur etwa zu fünf Prozent) kann man eine Ursache für den erhöhten Blutdruck ausfindig machen. Faktoren wie Alter, Übergewicht, Rauchen, Stress und Erkrankungen wie Diabetes mellitus oder Fettstoffwechselstörungen können zum Bluthochdruck beitragen.

Wie der Granatapfel hilft

Der Granatapfel und seine Inhaltsstoffe verbessern die Bereitstellung von gefäßerweiternden Stoffen und wirken dabei bis zu 1000-mal besser als ein Trauben- oder Heidelbeersaft. So können die Frucht und ihre Inhaltsstoffe zur Normalisierung eines erhöhten Blutdrucks beitragen. Der Konsum von Granatapfelsaft brachte in einer Studie mit betroffenen Personen ein interessantes Ergebnis: Innerhalb eines Jahres sank der (obere) Blutdruckwert im Schnitt um etwa 20 Prozent. Der positive Effekt konnte auf eine Senkung der Aktivität des Angiotensin-Converting-Enzyms (ACE) zurückgeführt werden. Die Wirkung entspricht damit – vom Grundansatz her – dem Mechanismus bestimmter blutdrucksenkender Mittel (den sogenannten ACE-Hemmern).

Was Sie tun können

Lassen Sie in regelmäßigen Abständen beim Arzt Ihren Blutdruck überprüfen. Sollte Ihnen Ihr Therapeut ein blutdrucksenkendes Mittel verordnet haben, so setzen Sie dieses nicht eigen-

mächtig ab. Achten Sie auf ausreichende Bewegung und eine vitalstoffreiche Ernährung. Ergänzen Sie Ihre tägliche Kost mit einem Glas wohlschmeckendem Granatapfelsaft oder einem Esslöffel Granatapfelelixier.

Achtung: Nehmen Sie Ihre Medikamente nicht unmittelbar zusammen mit Granatapfelsaft oder sonstigen Granatapfelprodukten ein, sondern halten Sie, um eventuelle Wechselwirkungen zu vermeiden, zwischen den beiden Einnahmen einen Zeitraum von 2–3 Stunden ein!

Diabetes mellitus

Die Zuckerkrankheit (Diabetes mellitus) ist durch anhaltend hohe Blutzuckerwerte gekennzeichnet, die durch eine nicht ausreichende Insulinproduktion oder fehlende Wirksamkeit des Insulins verursacht werden. Infolgedessen kann der Zucker nicht mehr in ausreichendem Maß in die Zellen transportiert werden. Er verbleibt zunehmend im Blut und wird dann vermehrt mit dem Urin ausgeschieden. Im Zuge des veränderten Stoffwechsels kommt es auch zur »Verzuckerung« der Bluteiweiße. Das wiederum trägt maßgeblich zu den gefürchteten Spätkomplikationen an den Gefäßen bei. Dazu gehört auch das Erblinden: Pro Jahr verlieren 7000 Diabetiker ihr Augenlicht. Diabetes mellitus ist die häufigste Ursache für Neuerblindungen.

Diabetiker haben aber auch ein deutlich erhöhtes Risiko für Herz-Kreislauf-Erkrankungen: Vier von fünf Betroffenen sterben an einem Herzinfarkt oder Schlaganfall. Diabetes ist die Hauptursache für eine Nierenersatztherapie: Die Anzahl dialysepflichtiger Diabetiker in Deutschland erhöht sich jährlich um

9000 Personen. Auch die Nerven können durch die Zucker-krankheit zunehmend geschädigt werden, was sich beispiels-weise in schmerzhaften Zuständen an Armen und Beinen äu-ßern kann.

Die Anzahl der Diabetiker nimmt in unserer Bevölkerung dras-tisch zu – in den nächsten zehn Jahren rechnet man mit einer Zunahme um weitere 50 Prozent. Die Ursachen dafür sind u.a. Übergewicht, Bewegungsmangel und falsche Ernährung.

Wie der Granatapfel hilft

Der Granatapfel wurde in vielen alten Kulturen traditionell auch bei Diabetes mellitus angewendet. Im Granatapfelmark sind die Zuckermoleküle an die Polyphenole gebunden, was sicherlich auch erklärt, warum der Granatapfelsaft positive – und keine blutzuckererhöhenden – Wirkeffekte aufweist. Die in zahlrei-chen Studien nachgewiesenen positiven Effekte auf die Durch-blutung, den Bluthochdruck oder auch auf den Fettstoffwechsel sind daher wegen des bestehenden erhöhten Risikos für Herz-Kreislauf-Erkrankungen von besonderem Interesse. Eben-so scheinen die Granatapfel-Polyphenole der »Verzuckerung« der Bluteiweiße entgegenwirken zu können.

In einer Untersuchung mit 22 Diabetikern, die einen zu hohen Cholesterin- und einen zu hohen Triglyzeridspiegel aufwiesen, führte der tägliche Konsum von 30 ml Granatapfelsaftkonzen-trat für die Dauer von acht Wochen zu einer deutlichen Senkung des Gesamtcholesterins und einer Verbesserung des LDL/HDL-Verhältnisses, wobei sich die Triglyzeridwerte nicht verändern ließen.

Auch auf den Zuckerstoffwechsel selbst zeigte der Granatapfel eine positive Wirkung: So konnte der Anstieg des Blutzucker-

spiegels nach dem Essen durch Frucht- bzw. Blütenextrakte (im Tierversuch) gedrosselt werden.

Was Sie tun können

Um einem Diabetes mellitus vorzubeugen, ist man gut beraten, auf sein Gewicht zu achten und Übergewicht zu vermeiden. Dazu können regelmäßige, sportliche Aktivitäten einen sehr guten Beitrag leisten, denn gewichtsreduzierende Maßnahmen unter der gleichzeitigen Anwendung von Sport sind deutlich effizienter als nur eine Ernährungsumstellung.

Achten Sie auf eine vital- und ballaststoffreiche Kost. Ballaststoffe verbessern die Sättigung, fördern die Verdauung und wirken sich günstig auf den Zucker- und Fettstoffwechsel aus. Bringen Sie ein- bis zweimal pro Woche eine Fischmahlzeit (Kaltwasserfisch wie z.B. Lachs, Hering, Makrele) auf den Tisch und schränken Sie den Fleisch- und Wurstkonsum ein. Beziehen Sie den Granatapfelsaft in diese Maßnahmen mit ein und trinken Sie – kurmäßig über einen Zeitraum von mehreren Wochen – täglich ein Glas von dem Saft dieser paradiesischen Frucht. Empfehlenswert ist auch das Granatapfelelixier, welches u.a. die fermentierten Essenzen aus der Frucht und der Blüte enthält. Achten Sie bei der Auswahl des Granatapfelsaftes und Granatapfelelixiers darauf, dass er für Diabetiker geeignet ist.

Entzündungen

Entzündliche Prozesse stehen im Verdacht – als gemeinsame Schnittstelle –, an der Entwicklung von Herz-Kreislauf-Erkrankungen, Krebs, Diabetes mellitus und Nervenkrankheiten maß-

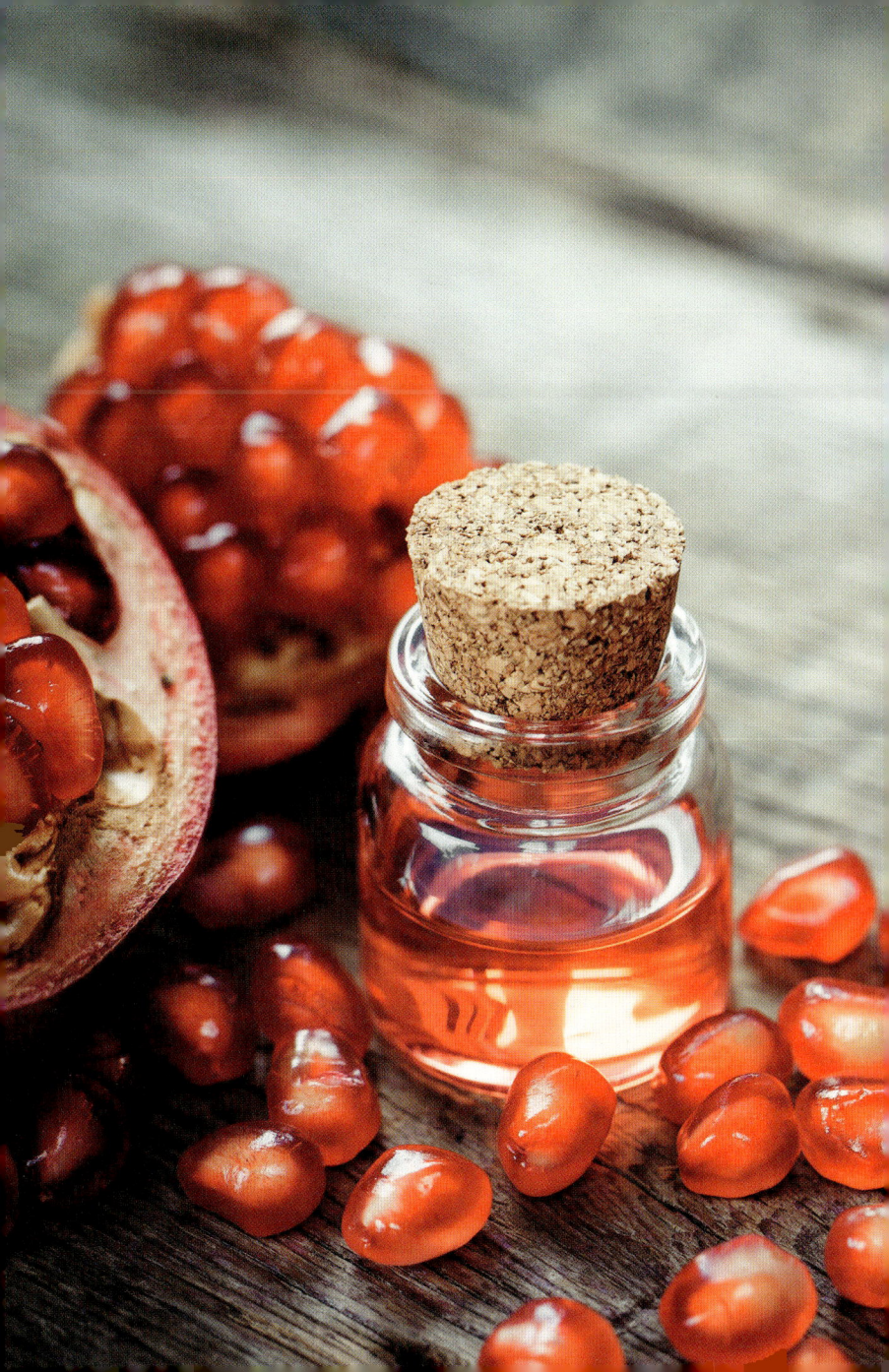

geblich beteiligt zu sein. So wurde inzwischen deutlich, dass z.B. die Atherosklerose (und ihre Folgeerkrankungen wie Herzinfarkt oder Schlaganfall) durch Entzündungen begünstigt wird.

Auch bei Krebs gibt es Hinweise auf eine Beteiligung durch Entzündungsvorgänge. Wer raucht, übergewichtig ist oder an einer chronischen, entzündlichen Erkrankung (wie einer Gelenk- oder Darmerkrankung) leidet, hat ein erhöhtes Entzündungsrisiko. Dieses wird auch begünstigt durch Zahnbettentzündungen (Parodontitis), die sich u.a. durch Zahnfleischbluten bemerkbar machen können. Auch Medikamente (wie die Hormonersatztherapie oder die Antibabypille) können das Entzündungspotenzial erhöhen und die damit assoziierten entzündungsbedingten Erkrankungen begünstigen.

Im Zuge von Entzündungsvorgängen werden im Körper vermehrt Botenstoffe bereitgestellt, die das »Entzündungsfeuer« stets weiter entfachen und damit für eine Chronifizierung entzündungsbedingter Vorgänge sorgen. Daher kommt Nahrungsmittelkomponenten, die Entzündungen entgegenwirken, eine besondere Bedeutung zu. Interessante Wirkansätze zu natürlich vorkommenden, entzündungshemmenden Stoffen beziehen sich in diesem Zusammenhang auf die Drosselung der Freisetzung entzündungsfördernder Botenstoffe.

Wie der Granatapfel hilft

Zu den Lebensmittelinhaltsstoffen, die antientzündlich wirken, zählen die Antioxidantien – allen voran die Polyphenole. Polyphenolreichen Nahrungsmitteln kommt daher bei der Bekämpfung entzündlicher Prozesse ein hoher Stellenwert zu. Hier ist in erster Linie der Granatapfel zu nennen, dessen Polyphenolreichtum zur »Löschung des Entzündungsfeuers« beitragen kann.

Sowohl der Granatapfelsaft als auch fermentierte Saftessenzen und das Granatapfelsamenöl weisen eine deutliche antientzündliche Wirkung auf. Diese ist durch eine Reihe von Studien belegt. Die Freisetzung entzündungsfördernder Botenstoffe wird nachweislich gemindert. So erklären sich zum Teil auch die positiven Wirkungen, die durch den Konsum von Granatapfelprodukten bei Gelenk- oder auch Zahnfleischentzündungen nachgewiesen werden konnten. Auch die schützenden Effekte, welche die Frucht hinsichtlich der Entstehung bzw. dem Fortschreiten von Krebserkrankungen (z.B. Prostatakrebs) zeigt, werden mit der entzündungshemmenden Wirkung in Verbindung gebracht.

Was Sie tun können

Achten Sie auf das vollständige Ausheilen von Verletzungen (Sportverletzungen) und Entzündungen. Damit mindern Sie die Gefahr für schleichende, chronisch entzündliche Prozesse. Falls Sie zu den Rauchern gehören, rate ich Ihnen, sich dieses Laster abzugewöhnen, denn das bedeutet für Ihren Körper »Entzündungsstress« pur. Auch bei Übergewichtigen sind entzündliche Prozesse häufig, denn im Fettgewebe (v. a. im Bauchfett) werden die entzündungsfördernden Botenstoffe bevorzugt gebildet. Versuchen Sie, die überflüssigen Pfunde loszuwerden – Sie mindern damit Ihr Entzündungsrisiko und das der damit zusammenhängenden Krankheiten. Verzehren Sie häufiger Kaltwasserfisch (z.B. Hering, Lachs, Thunfisch, Makrele), denn die dort vorkommenden Omega-3-Fettsäuren wirken antientzündlich. Täglich ein Glas Granatapfelsaft oder 1–2 Teelöffel Granatapfelmuttersaft (Reformhaus) helfen zusätzlich, den Entzündungsstress zu mindern.

Fettstoffwechselstörungen

Zu den wichtigsten Nahrungsfetten zählen die Triglyzeride (Neutralfette) und das Cholesterin. Diese bilden auch die Hauptfraktion der Fette im Blut. Erhöhte Blutfettspiegel (besonders erhöhte Cholesterinwerte) werden als Risikofaktor für Gefäßerkrankungen eingestuft. Man unterscheidet »schlechtes« (LDL-) von »gutem« (HDL-) Cholesterin. Das LDL-Cholesterin transportiert das Cholesterin von der Leber zu den Körpergeweben und ist an der Bildung der gefäßschädigenden Plaques beteiligt, während das HDL-Cholesterin überschüssiges Cholesterin in den Blutgefäßen aufnimmt, es zur Leber zurücktransportiert und die Gefahr der Cholesterinablagerungen damit reduziert. Daher ist neben der Erfassung des Gesamtcholesterins, der LDL- und HDL-Cholesterinwerte, auch das Verhältnis zwischen LDL- und HDL-Cholesterin von Interesse. Für den Anstieg der Blutfette können erbliche Einflüsse, Krankheiten (z. B. Schilddrüsenunterfunktion, Diabetes mellitus), Medikamente (z. B. die Antibabypille, Entwässerungstabletten), aber auch Lebensstilfaktoren wie Fehlernährung – zu viel Zucker, zu viel Fett, zu viel Alkohol – verantwortlich sein.

Wie der Granatapfel hilft

In einer Studie wirkte sich Granatapfel positiv auf den Cholesterinstoffwechsel aus. Bei Personen, die täglich Granatapfelsaft konsumierten, ergab die Messung der Cholesterinwerte nach etwa drei Monaten eine deutliche Senkung des »schlechten« LDL-Cholesterins und einen Anstieg des »guten« HDL-Cholesterins um 20 Prozent. Auch hinsichtlich der oxidativen Schädigung des Cholesterins zeigt der Granatapfelsaft eine gute Wirkung.

Bereits nach einer Woche täglichem Genuss des wohlschmeckenden Saftes (50 ml) konnte die Oxidation der Blutfettwerte um etwa 20 Prozent gedrosselt werden. Wird der Saft langfristig täglich getrunken, so kann der Anteil des gefäßschädigenden oxidierten Cholesterins um 90 Prozent (!) gesenkt werden.

Was Sie tun können

Achten Sie vor allem auf die versteckten Fette (z. B. in Soßen, Mayonnaise, Pizza etc.). Bevorzugen Sie eine vitalstoffreiche, fettarme Kost (Magermilchprodukte, fettarmes Fleisch und magere Wurst). Verzichten Sie auf zuckergesüßte Getränke und schränken Sie den Konsum von Weißmehlprodukten (Kuchen, Süßspeisen etc.) ein. Beginnen Sie den Tag mit einem Glas Granatapfel-Powerdrink (Rezept S. 89).

Gelenkbeschwerden

Man unterscheidet bei den Gelenkerkrankungen grundsätzlich solche, die auf Abnutzungserscheinungen des betroffenen Gelenkes (Arthrose), und solche, die auf entzündungsbedingte Prozesse (Arthritis oder chronische Polyarthritis) zurückzuführen sind. Jedoch können auch beim Knorpelverschleiß, welcher seine Ursache im Rückgang der knochenschützenden Knorpelschicht hat, Entzündungen beteiligt sein. Erkrankungen der Muskeln, Sehnen, Bänder, Sehnenscheiden oder der Schleimbeutel werden unter dem Begriff Weichteilrheumatismus zusammengefasst. Allen genannten Gelenkerkrankungen gemeinsam sind der Schmerz und gegebenenfalls auch die Bewegungseinschränkung. Als Ursachen für Gelenkbeschwerden kommen u. a.

fehlgeleitete Reaktionen des Immunsystems, Sportverletzungen, Gelenkfehlstellungen, bakterielle Infektionen, Übergewicht und Stoffwechselkrankheiten (z. B. Gicht) infrage.

Auch die schädlichen freien Radikale »nagen« an den Gelenken. Sie entstehen im Körper im Zuge der allgemeinen Stoffwechselprozesse und werden vor allem bei bestehenden Entzündungen im Gelenk vermehrt freigesetzt. Dort schädigen sie den Knorpel und begünstigen das Voranschreiten von bestehenden Gelenkerkrankungen.

Zu den gesundheitlichen Problemen, die das Skelett und die Beweglichkeit betreffen können, zählt auch der Knochenschwund (Osteoporose), der sich mit zunehmendem Alter bevorzugt bei Frauen (aber auch bei Männern) einstellen kann. Zu den Risikofaktoren, die eine Osteoporose begünstigen, zählen, neben erblichen Faktoren, z. B. ein grazilier Körperbau, ein Mangel an Kalzium und Vitamin D, zu wenig Bewegung, das frühe Einsetzen der Wechseljahre, übermäßiger Alkoholkonsum und die langfristige Einnahme von Medikamenten (z. B. Cortisonpräparaten).

Wie der Granatapfel hilft

Granatapfelfruchtextrakt, fermentierter Granatapfelsaft und Granatapfelsamenöl hemmen, wie in Studien gezeigt werden konnte, Enzyme, die den Knorpelabbau vorantreiben, und bremsen so das Voranschreiten des Knorpelschwundes. Außerdem wurde festgestellt, dass die Polyphenole des Granatapfels entzündungshemmend wirken und die Entzündungsaktivität in den betroffenen Gelenken drosseln können. Schmerzen können dadurch gelindert werden. Die Granatapfel-Polyphenole inaktivieren zudem knorpelschädigende freie Radikale, die bei entzündlichen Vorgängen im Gelenk vermehrt anfallen und die

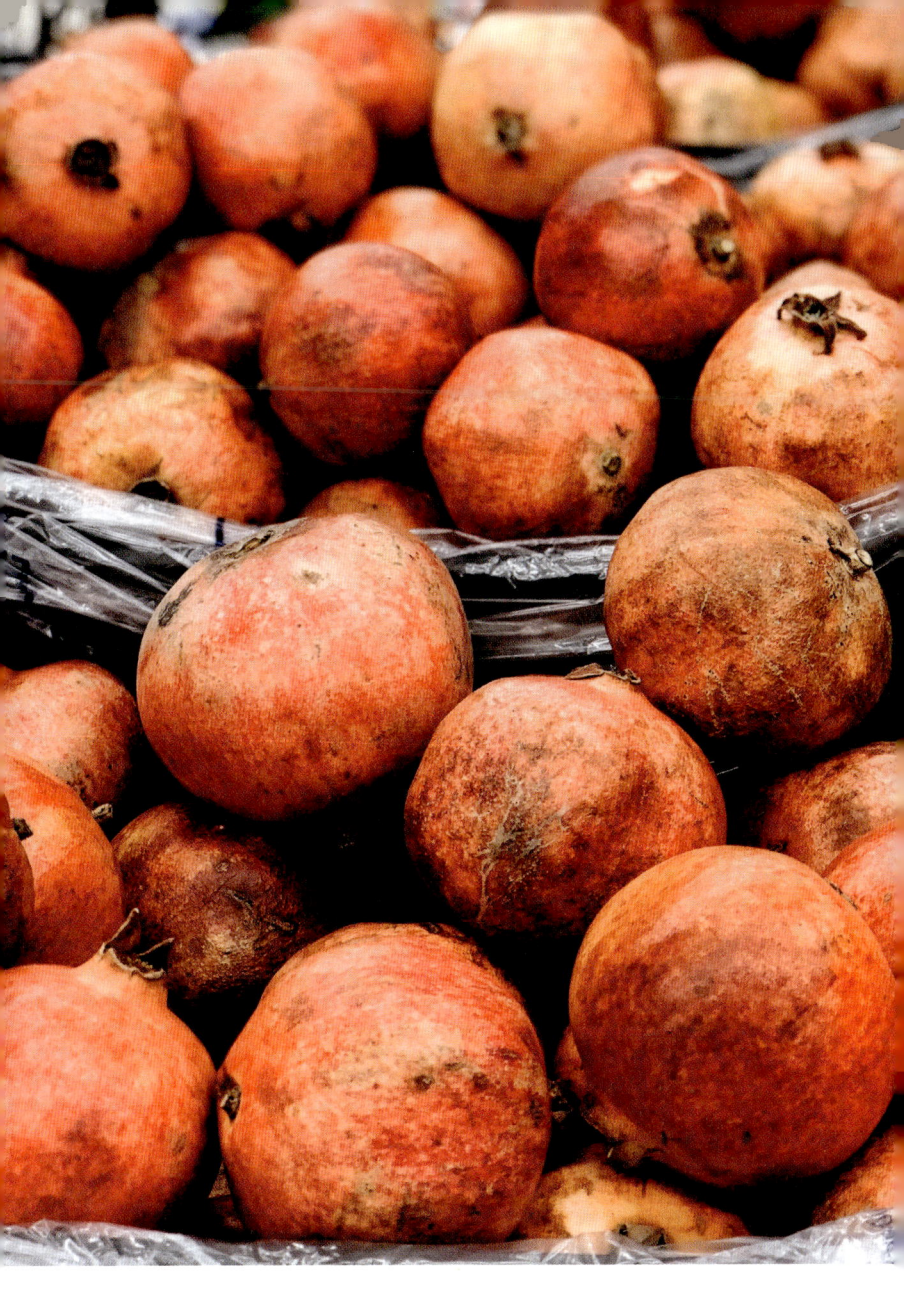

^ Ein voller Korb frisch geernteter Granatäpfel: auch optisch ein Genuss.

degenerativen Prozesse am Knorpel verstärken. Dabei wirken die Inhaltsstoffe des Granatapfels effizienter gegen freie Radikale als andere Biostoffe wie z. B. Vitamin E.

Interessant sind auch Daten zum Granatapfel, die auf eine knochenschützende Wirkung schließen lassen. Speziell das Granatapfelsamenöl zeigte im Tierversuch einen positiven Effekt auf die Knochendichte. Möglicherweise sind die im Samen vorkommenden Hormone für diesen günstigen Einfluss verantwortlich.

Was Sie tun können

Bewegung ist für die Gesunderhaltung der Gelenke das oberste Gebot. Ohne diese hat der Knorpel keine Möglichkeit, an die notwendigen Nähr- und Baustoffe zu gelangen, denn die knochenschützende Knorpelschicht ist nicht an das Blutgefäßsystem angeschlossen. Nur über den durch Bewegung hervorgerufenen Pumpmechanismus kann die verbrauchte Flüssigkeit aus dem Gelenkspalt heraustransportiert und nährstoffreiche Flüssigkeit hineingepumpt werden. Bleibt die ausreichende Bewegung aus, muss der Knorpel »verhungern«. Nehmen Sie sich daher vor, mehr zu Fuß oder mit dem Fahrrad zu erledigen, und sorgen Sie bei einer sitzenden Tätigkeit für einen regelmäßigen Bewegungsausgleich. »Füttern« Sie Ihre Gelenke mit Radikalfängern aus dem Granatapfel, am besten in Kombination mit anderen Radikalfängern wie z. B. Selen und Lycopin (Produktempfehlung im Anhang des Buches). Achten Sie auf eine kalziumreiche Kost und sorgen Sie für einen regelmäßigen Aufenthalt an der frischen Luft, damit Ihr Körper in ausreichendem Maß Vitamin D bilden kann, denn dieses ist am Einbau des Kalziums in die Knochen in entscheidendem Maß beteiligt.

Hautalterung

Früher oder später trifft es jeden, Frauen wie Männer. Die Haut zeigt ihre typischen, altersbedingten Veränderungen in Form von mehr oder weniger ausgeprägten Falten und Furchen. Tatsächlich verliert die Haut mit zunehmendem Alter ihre Fähigkeit, Feuchtigkeit zu halten, und neigt mehr zu Trockenheit. Des Weiteren wird sie dünner und verliert an Elastizität. Grundlegend unterscheidet man eine »innerlich bedingte« (intrinsische) und eine durch äußere Faktoren bedingte (extrinsische) Hautalterung. Für die intrinsische Hautalterung spielen Erbfaktoren und der mit zunehmendem Alter stattfindende Hormonverlust eine Rolle, während die extrinsische Hautalterung durch Umwelteinflüsse wie z.B. Rauchen, UV-Strahlung, Solariumbesuche, Stress und Schlafmangel begünstigt wird. Ebenso spielt die Ernährung für den Zustand der Haut eine erhebliche Rolle. Zu den »Proaging«-Faktoren, die eine vorzeitige Hautalterung begünstigen, zählen z.B. Fast Food und Süßigkeiten (rasch verfügbare Kohlenhydrate). Dem Alterungsprozess entgegenwirken kann man mithilfe von Radikalfängern (Antioxidantien) wie z.B. den Polyphenolen.

Wie der Granatapfel hilft

Die im Granatapfelsaft enthaltenen Polyphenole schützen die Haut vor den schädlichen freien Radikalen, die durch die genannten Umweltfaktoren (UV-Strahlung, Umweltgifte, Rauchen) vermehrt im Körper gebildet werden und maßgeblich an der Hautalterung beteiligt sind. Ebenso konnte gezeigt werden, dass die Inhaltsstoffe des Granatapfels entzündlichen Prozessen in der Haut entgegenwirken. Auch damit wird der Alterungs-

prozess bekämpft, denn dieser wird durch die im Alter vermehrt auftretenden Entzündungen zusätzlich begünstigt. Im Granatapfelsamenöl kommen zudem wertvolle Fettsäuren (v.a. die Gamma-Linolensäure) vor, die der Haut Feuchtigkeit spenden und die Hautregeneration fördern. Bei Personen mit Hautkrankheiten (wie z.B. Neurodermitis) oder stark zur Trockenheit neigender Haut ist häufig der Fettstoffwechsel gestört, und es besteht ein erhöhter Bedarf an Gamma-Linolensäure, dem man mithilfe des Granatapfelsamenöls begegnen kann. Auch die im Samenöl vorkommenden pflanzlichen Hormone, speziell die östrogenähnlichen Strukturen, können helfen, den Alterungsprozessen der Haut entgegenzusteuern. In einer Untersuchung mit menschlichen Hautzellen konnte gezeigt werden, dass Granatapfelsamenöl das Wachstum von Hautzellen anregt und zur Festigung der Haut beiträgt.

Was Sie tun können

Zu den größten Feinden der gesunden, gut aussehenden Haut gehören die übermäßige UV-Exposition und das Rauchen. Verzichten Sie auf Superbräune und mäßigen Sie sich beim Sonnenbaden, auch bei der Nutzung von Solarien. Hören Sie, wenn Sie nicht vorzeitig »alt aussehen« möchten, mit dem Rauchen auf. Und denken Sie daran: Ihre Haut isst immer mit – wählen Sie daher bevorzugt eine vitalstoffreiche Kost mit viel Gemüse, Obst und frischen Säften. Auch der Granatapfel sollte bei den »hautfreundlichen« Lebensmitteln nicht fehlen. Beginnen Sie den Tag mit dem Granatapfel-Powerdrink (Rezept S.89) und verwöhnen Sie Ihre Haut mit einer hochwertigen Granatapfel-Pflegekosmetik.

Hautunreinheiten

Pickel, Pusteln und Mitesser sind nicht nur störend, sondern können auf der Haut auch bleibende Narben hinterlassen. Akne zählt zu den häufigsten Hautproblemen, die vor allem bei Jugendlichen, aber auch bei Erwachsenen vorkommen. Rund 80 Prozent der Jugendlichen leiden unter der am weitesten verbreiteten Form, der »Acne vulgaris« oder »gewöhnlichen Akne«. Aber auch etwa 30 Prozent der Erwachsenen, insbesondere Frauen zwischen 25 und 40 Jahren, sind betroffen.

Die Akne zeigt sich häufig im Gesicht, an den Schultern und am Rücken mit entzündeten Papeln und Pusteln oder eitrigen Mitessern. Begünstigt werden diese Hautunreinheiten durch den veränderten Stoffwechsel während der Pubertät. Unter dem hormonellen Einfluss kommt es zu einer verstärkten Talgproduktion und gleichzeitig oft zur Verstopfung des Ausführungsgangs der Talgdrüse durch kleine Hornhautpartikel. Das führt zu Entzündungen der Talgdrüsen, die oft durch eine übermäßige Besiedlung mit Bakterien zusätzlich begünstigt werden. Auch Inhaltsstoffe von Kosmetikprodukten können diese Vorgänge fördern. Ebenso tragen Rauchen und Stress zu einer Entzündung der Talgdrüsen bei. Das auffällige Hautbild kann für die Betroffenen eine große Belastung darstellen, die mit psychischen und sozialen Problemen einhergehen kann. In Abhängigkeit vom Schweregrad des Krankheitsbildes werden zur Behandlung der Akne verschiedene Medikamente wie z.B. Antibiotika, Salicylsäure oder Fruchtsäuren eingesetzt. In schwerwiegenden Fällen gehört die Behandlung unbedingt in die Hand eines Arztes.

Wie der Granatapfel hilft

Nicht immer muss es gleich eine Akne sein, wenn sich Pusteln und Mitesser zeigen. In weniger problematischen Fällen kann bei unreiner Haut ein Peeling mit Granatapfelschalenmehl hilfreich sein, denn die im Granatapfel enthaltenen Polyphenole wirken antientzündlich und antimikrobiell. Dazu vermischt man Granatapfelschalenmehl mit etwas Tonerde und etwas Granatapfelsaft und stellt daraus eine breiige Paste her. Diese nun auf die vorgereinigte Haut als Maske aufbringen und für 10 Minuten einwirken lassen. Anschließend mit warmem Wasser abnehmen. Aber Vorsicht: Allergische Reaktionen sind hier bei empfindlichen Personen nicht auszuschließen. Sollte bei Ihnen eine Neigung zu Allergien bestehen, ist es ratsam, die Paste zuerst einmal an der Innenseite des Unterarmes aufzubringen und die Reaktion abzuwarten. Im Zweifelsfall sollten Sie die Anwendung erst mit Ihrem behandelnden Arzt abklären, bevor Sie mit der Verwendung der Paste beginnen.

Was Sie tun können

Bei Hautunreinheiten und bei Akne genügt es, die Haut täglich ein- oder zweimal mit warmem Wasser und einer milden Seife zu waschen. Mangelnde Hygiene ist hier nicht die Ursache. Im Gegenteil – übermäßige Reinigungsaktivitäten können das Hautbild sogar verschlechtern. Mitesser sollten nicht ausgedrückt werden, da sich dann die Entzündungen verschlimmern und Narben drohen. Hilfreich bei Akne und unreiner Haut ist die Anwendung von Zink in Dragee-/Tablettenform (Apotheke), da dieses Spurenelement die Wundheilung fördert, das Abwehrsystem stärkt und die Bakterien in Schach hält.

Krebs

Krebserkrankungen sind insgesamt das Ergebnis aus Erbfaktoren, Lebensstil und Umwelteinflüssen. Man geht davon aus, dass Krebs zum überwiegenden Teil von »äußeren« Faktoren (z.B. Rauchen, Umweltgifte) mitbestimmt wird, wobei der Ernährung mit einem maßgebenden Anteil von etwa 40 Prozent die größte Bedeutung zukommt.

So sind vor allem in Obst und Gemüse zahlreiche Inhaltsstoffe bekannt, die eine zell- und krebsschützende Wirkung aufweisen. Eine Ernährung, die reich ist an (möglichst frischem) Gemüse und Früchten und arm an rotem Fleisch (z.B. Schwein, Rind, Wild, Schaf), gilt als empfehlenswert. Von besonderem Interesse sind bioaktive Pflanzeninhaltsstoffe, speziell die Polyphenole, welche die Körperzellen schützen, schädliche freie Radikale inaktivieren (Antioxidantien), bei der Zellreparatur helfen und bei der Entgiftung von Umweltnoxen, Medikamenten u.a. mitwirken.

Wie der Granatapfel hilft

Die im Granatapfel vorkommenden Inhaltsstoffe (Polyphenole, Antioxidantien bzw. die im Samenöl vorkommenden Fettsäuren und Steroide) können den Körper im Kampf gegen den Krebs wirkungsvoll unterstützen. So ergaben Studien mit Granatapfelsaft, fermentierten Saftextrakten, dem Granatapfelsamenöl und in geringerem Umfang auch Schalenextrakten eine Reihe interessanter krebshemmender Wirkungen, die derzeit in klinischen Studien weiterverfolgt werden.

Eine wichtige Voraussetzung für das Wachstum eines Tumors ist sein Anschluss an das Blutgefäßsystem zur Versorgung mit

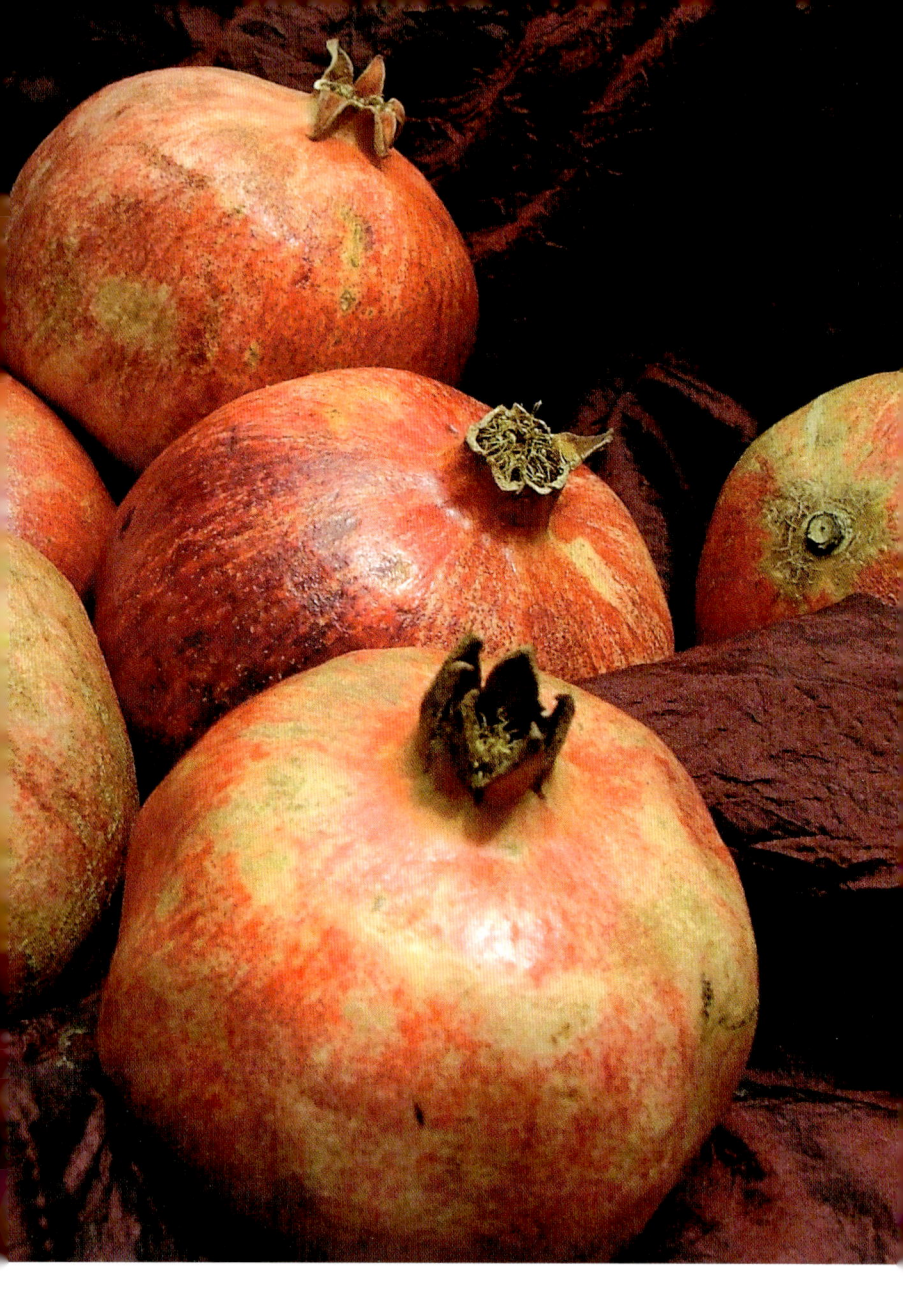

Sauerstoff und Nährstoffen. Dazu müssen die Krebszellen neue Blutgefäße bilden (Angiogenese). Der Granatapfel und vor allem daraus hergestellte, fermentierte Granatapfelsaftessenzen können der Entwicklung dieser Versorgungsbahnen entgegenwirken. Zudem begünstigen die Frucht und ihre Inhaltsstoffe den sogenannten »programmierten Zelltod« (Apoptose) von Tumorzellen.

Warum der Granatapfel für die Krebsvorbeugung von Interesse ist

- Begünstigung des Absterbens von Tumorzellen (Apoptose)
- Entzündungshemmende Wirkung
- Förderung der Rückbildung von Tumorzellen zu normalen Zellen
- Hemmung der Metastasenbildung
- Hemmung des Anschlusses von Tumorzellen an das Blutgefäßsystem
- Hemmung des Tumorwachstums
- Zellschutz und Entgiftung

Aus Labortests und Tierstudien ist bekannt, dass die Granatapfel-Polyphenole das Wachstum von Krebszellen hemmen und der Ausbreitung von Tumoren entgegenwirken. So konnte z.B. gezeigt werden, dass fermentierte Granatapfelsaftextrakte das Wachstum von menschlichen Brustkrebszellen bremsen (Labortest). Eine schützende Wirkung ließ sich im Labortest auch mit der Einnahme von Granatapfelsamenöl erzielen. Die dort vorkommenden östrogenartigen Komponenten reduzieren in nennenswertem Umfang (60 bis 80 Prozent) die Aktivität eines

Enzyms (Aromatase), welches an der Entwicklung von (hormon-abhängigem) Brustkrebs beteiligt sein kann. Auch der fermentierte Granatapfelsaft zeigt einen ähnlich schützenden Effekt.

Weiterhin konnte gezeigt werden, dass die im Mark vorkommenden Polyphenole das Absterben von Darmkrebszellen begünstigen und die im Samenöl enthaltenen Fettsäuren der Entartung von Darmschleimhautzellen entgegenwirken können. Das Granatapfelsamenöl zeigte auch eine hemmende Wirkung auf das Wachstum von Hautkrebszellen. Sowohl das Samenöl als auch der Granatapfelsaft bremsen deutlich die Vermehrung von Prostatakrebszellen und begünstigen deren Absterben. Diese Wirkung wurde inzwischen durch eine Humanstudie gezeigt (siehe Prostatakrebs).

Interessant sind auch Daten, die auf eine schützende Wirkung im Bereich der Leberzellen bzw. eine Reduktion der Leberzelltumormasse hinweisen. Im Tier- und im Laborversuch wurde gezeigt, dass Granatapfelsaftextrakt, im Vergleich zur Kontrollgruppe, das Ausbreiten von Leberzelltumoren deutlich bremsen und eine Verminderung der Tumormassen um etwa 60 Prozent bewirken konnte.

Eine Untersuchung mit Leukämiezellen ergab, dass Granatapfelsaftextrakt zum Absterben der Leukämiezellen führte oder die Rückentwicklung der Tumorzellen zu normalen Zellen ermöglichte.

Was Sie tun können

Zeigen Sie dem Krebs »die Zähne«. Hören Sie mit dem Rauchen auf, schränken Sie Ihren Alkoholkonsum ein und versuchen Sie, Ihr Normalgewicht zu halten (Übergewicht ist auch ein Risikofaktor!). Schränken Sie den Verzehr von rotem Fleisch ein, bevor-

zugen Sie Geflügel und Fisch (sogenanntes »weißes« Fleisch). Bauen Sie krebshemmende Lebensmittel wie Granatapfelsaft, Brokkoli, Beerenobst, Grüntee, Zwiebeln und Knoblauch, Tomaten, Leinsamen, Soja u.a. in Ihren täglichen Speiseplan ein. Gönnen Sie sich als Süßigkeit hin und wieder ein Stück dunkle Schokolade (Kakaogehalt > 70 Prozent), denn auch die dort vorkommenden Polyphenole haben schützende Effekte.

Lebererkrankungen

Die Leber ist das zentrale Stoffwechselorgan des Körpers mit einer Reihe wichtiger Funktionen. Das etwa zwei Kilogramm schwere Organ steuert, unter dem Einfluss von Hormonen, den Kohlenhydrat-, Fett- und Eiweißstoffwechsel, produziert wichtige Eiweißstoffe (z.B. Abwehrstoffe, Blutgerinnungsfaktoren), bildet die Galle, stellt Cholesterin her und ist ein wichtiges Entgiftungsorgan. Zu den wichtigsten Krankheitsbildern, welche die Leber betreffen, zählen die Fettleber, die durch eine vermehrte Einlagerung von Fett charakterisiert ist, und entzündliche Lebererkrankungen wie z.B. Hepatitis. Neben Infektionen durch Viren und Bakterien kommen vor allem Alkohol und Gifte (z.B. Schimmelpilzgifte) oder Medikamente als Ursache für eine Lebererkrankung infrage. Bei der Leberzirrhose kommt es, meist durch (langfristigen) Alkoholmissbrauch, zu einer massiven Schädigung der Leberzellen und zum Untergang von Lebergewebe, wodurch die Funktion des Organs erheblich eingeschränkt sein kann und schließlich möglicherweise völlig zusammenbricht.

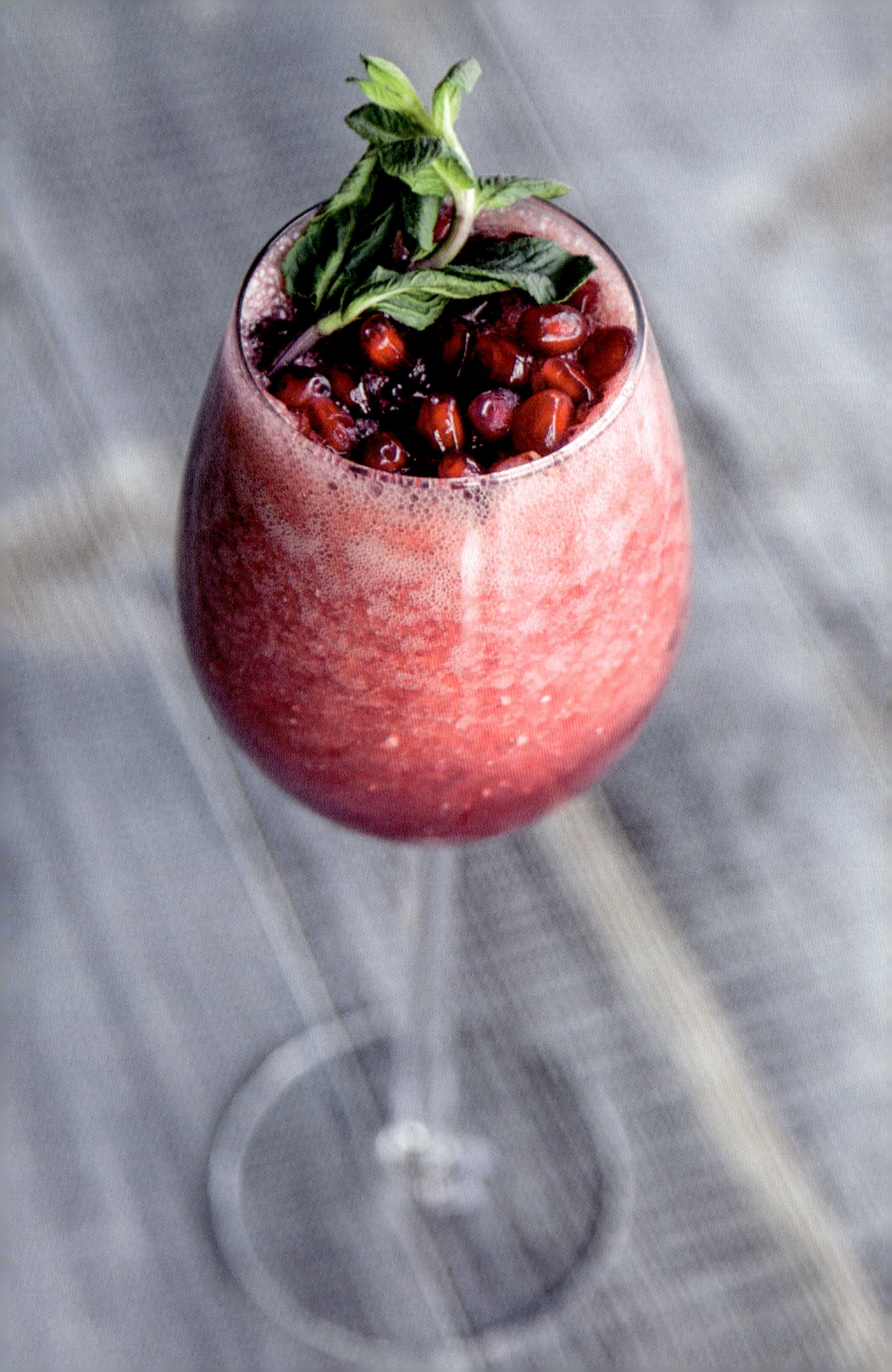

Wie der Granatapfel hilft

Der Granatapfel und der daraus hergestellte Saft haben eine leberschützende Wirkung. Sowohl entzündungsbedingte als auch durch Alkohol verursachte Leberschäden gehen mit einer vermehrten Freisetzung an schädlichen freien Radikalen einher. Granatapfelsaft enthält eine Reihe hochwirksamer Radikalfänger (Antioxidantien), welche die Leberzellen vor dem aggressiven Angriff durch freie Radikale schützen. Verschiedene Untersuchungen mit Versuchstieren haben gezeigt, dass der Granatapfelsaft die Leber bei der Entgiftung unterstützt und zur Erhaltung der normalen Leberzellen beiträgt. Zudem wirken der Granatapfel und seine Inhaltsstoffe (v.a. die Polyphenole) Entzündungsprozessen entgegen. Allerdings kann er gegen stark leberzellschädigende Gifte (z.B. Alkohol) oder viral bedingte Infektionen nicht ankommen – die Meidung solcher Einflussgrößen ist noch immer der wirkungsvollste Ratschlag.

Was Sie tun können

Wenn Sie an einer Lebererkrankung leiden, sollten Sie zur Schonung der Leber unbedingt auf Alkohol verzichten! Bevorzugen Sie eine vitalstoffreiche und abwechslungsreiche Kost und senken Sie den Anteil an Kohlenhydraten, vor allem den von leicht verfügbaren in Süßigkeiten und Weißmehlprodukten. Ersetzen Sie »schlechte« Fette aus z.B. Wurst, Streichfett und Soßen durch »entzündungshemmende« Fette aus dem Kaltwasserfisch (z.B. Hering, Makrele, Lachs, Thunfisch). Zur Unterstützung der Leberfunktion gönnen Sie sich täglich ein Glas wohlschmeckenden Granatapfelsaft.

Nervenkrankheiten

Zu den gefürchteten Nervenerkrankungen, die mit zunehmendem Alter gehäuft vorkommen, zählen die Hirnleistungsstörungen und die Demenzen, wobei es zur fortschreitenden Einschränkung der geistigen Leistungsfähigkeit (Gedächtnis, Denkvermögen, Orientierungssinn, Sprache, Motorik) kommt. Bei der Demenz vom Alzheimer-Typ kommt es zusätzlich zu tief greifenden Veränderungen der Persönlichkeit. Die Ursachen für die geistigen Verluste sind im massiven Absterben von Nervenzellen begründet.

Auch bei der Schüttellähmung (Morbus Parkinson) sterben im Gehirn Areale mit Nervenzellen ab. Man geht davon aus, dass aggressive freie Radikale an der Schädigung der Nervenzellen und an deren Absterben mit beteiligt sind. Zu den bekannten Risikofaktoren für die genannten Nervenkrankheiten zählen – neben dem Lebensalter – die erbliche Veranlagung, das Rauchen, Alkohol und vorangegangene entzündliche Prozesse im Gehirn.

Wie der Granatapfel hilft

Das menschliche Gehirn ist besonders empfindlich gegen die Zerstörungswut durch freie Radikale. Diese werden im Körper- und Gehirnstoffwechsel ständig neu gebildet und greifen bevorzugt die Fettsäuren der Nervenhüllen an. Die so geschädigten, »oxidierten« Nervenzellen können ihre Funktion nicht mehr erfüllen und sind zum Absterben verdammt. Daher kommt Radikalfängern (Antioxidantien) gerade für das Gehirn eine besondere Bedeutung zu. Die Polyphenole des Granatapfels sind besonders wirksam. Sie fangen die schädlichen freien Radikale ab und schützen dadurch die Nervenzellen vor Folgeschäden. In

Versuchen konnte gezeigt werden, dass die Granatapfel-Polyphenole die Nervenzellen vor Chemikalien und Giften schützen. Weiterhin wiesen verschiedene Untersuchungen darauf hin, dass die Granatapfelinhaltsstoffe die Nervenzellen auch vor Schäden bewahren können, die durch Sauerstoffmangel hervorgerufen werden. So konnte im Tierversuch gezeigt werden, dass Neugeborene um 60 Prozent weniger Hirnschäden infolge Sauerstoffmangels aufwiesen, wenn die Muttertiere – im Vergleich zu einer Kontrollgruppe – mit Granatapfelsaft gefüttert wurden. Sauerstoffmangelbedingte Schäden spielen auch beim Schlaganfall eine Rolle.

Inzwischen zeichnen sich auch erste Hinweise auf eine schützende Wirkung des Granatapfelsaftes hinsichtlich der Entstehung der Alzheimerkrankheit ab. So konnte in Versuchen gezeigt werden, dass die Ablagerungen im Gehirn, die für die Krankheit mitverantwortlich sind, durch die Anwendung von Granatapfelsaft reduziert werden konnten. Von Bedeutung ist in diesem Zusammenhang sicherlich auch die entzündungshemmende Wirkung, die der Granatapfel durch seine Inhaltsstoffe aufweist.

Was Sie tun können

Halten Sie Ihr Gehirn in Schwung. Musizieren Sie oder erlernen Sie ein neues Musikinstrument oder eine Fremdsprache. Das hilft gegen drohende Hirnleistungsstörungen. Was ebenfalls die Hirnleistung schult, und zwar in einem deutlich höheren Maß als beispielsweise das Lösen von Kreuzworträtseln: Lesen Sie öfter einmal Abschnitte in Zeitungen oder Büchern rückwärts – von hinten nach vorne – und stellen Sie sich am besten dazu auf ein Bein. Dann ist nämlich auch noch der Gleichgewichtssinn

gefragt. Wichtig sind aber auch die regelmäßige Bewegung und die Koordination, die bei vielen Bewegungs- und Sportarten trainiert werden kann. Trinken Sie viel – unter Flüssigkeitsverlust verdickt sich das Blut, was sich nachteilig auf die Durchblutung des Gehirns auswirken kann. Beginnen Sie den Tag also am besten mit dem Granatapfel-Powerdrink (Rezept S. 89) und bewegen Sie sich anschließend ein wenig, bevor Sie sich den Alltagsgeschäften zuwenden..

Oxidativer Stress

Dass die übermäßige Belastung mit freien Radikalen und der damit verbundene oxidative Stress zahlreiche chronisch-degenerative Erkrankungen (z. B. Herz-, Kreislauf-, Krebs- und Augenerkrankungen) begünstigen kann und uns vorzeitig alt macht, wurde im Kapitel »Antioxidantien: Rote Karte für freie Radikale« bereits erläutert.

Wie der Granatapfel hilft

Der Granatapfel und seine Inhaltsstoffe wirken dem oxidativen Stress effizient entgegen, und zwar in einem weitaus größeren Maß, als dieses von anderen Antioxidantien bekannt ist. So wirkt der Granatapfelsaft dreimal so gut gegen freie Radikale wie Rotwein oder Grüntee und sogar 30-mal (!) so effizient wie die Antioxidantien, die in der Tomate vorkommen. Ein besonderes Granatapfelelixier, welches aus schonend konzentriertem Granatapfelmark und fermentierten Essenzen aus Frucht und Blüten hergestellt wird, erreicht eine antioxidative Kraft, die 50- bis 70-mal so hoch ist wie die des Rotweins oder Grüntees.

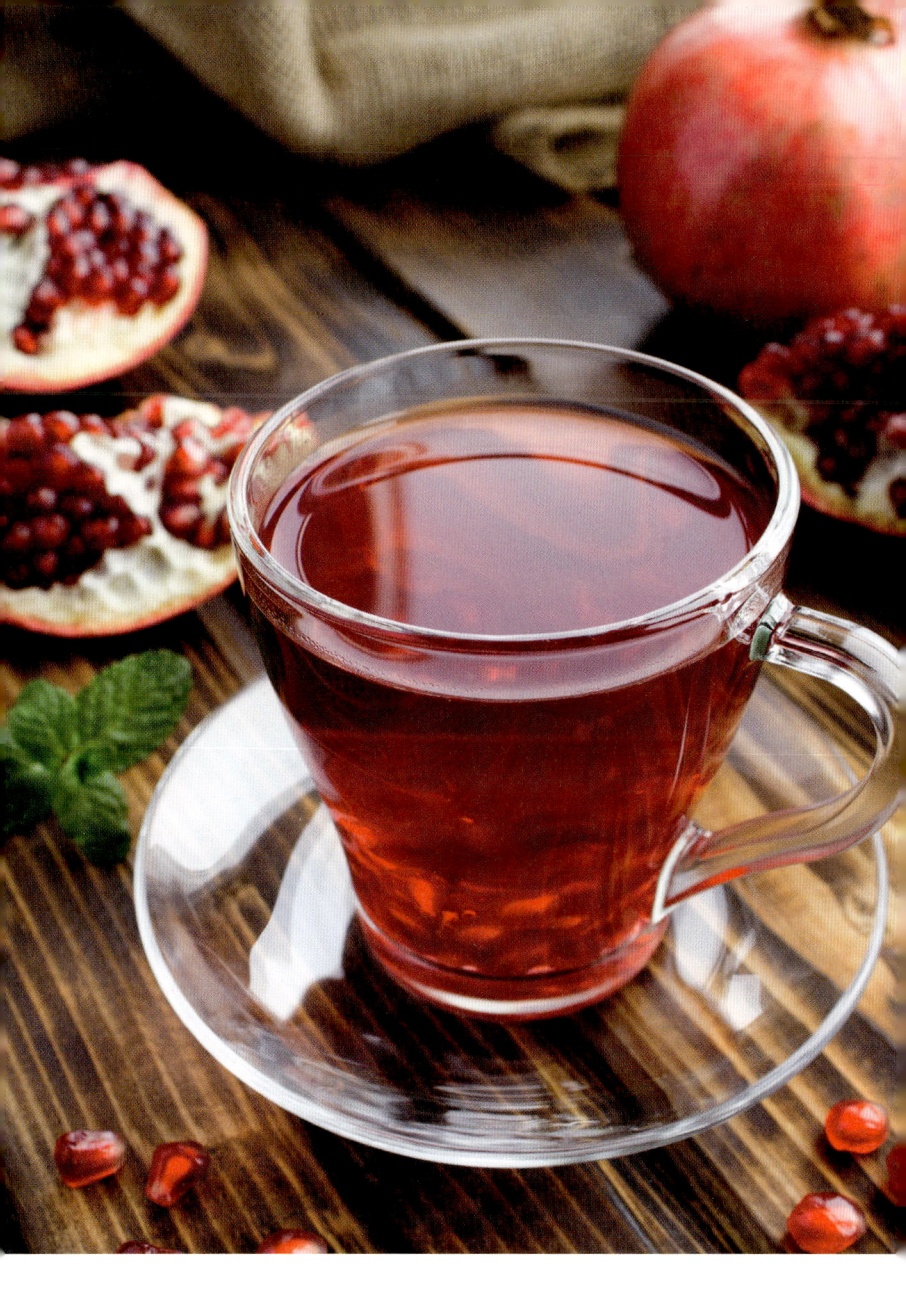

^ Bei kälterer Witterung entspannt eine Tasse Granatapfeltee.

In wissenschaftlichen Studien konnte gezeigt werden, dass die Granatapfel-Polyphenole z.B. die Oxidation der Blutfette in einem deutlichen Ausmaß vermindern. Eine Humanstudie ergab, dass der tägliche Konsum von 50 ml Granatapfelsaft die Oxidation des Cholesterins bereits innerhalb von zwei Wochen um etwa 20 Prozent gemindert hat (siehe auch Fettstoffwechselstörungen). Dieser Effekt spielt bei der gefäßschützenden Wirkung, die für den Granatapfel nachgewiesen werden konnte, sicherlich eine wesentliche Rolle. Bei Patienten, die bereits eine Verengung der Halsschlagader aufwiesen, führte der Granatapfelsaft nach einem halben Jahr Anwendung sogar zu einer Senkung der Fettoxidation um mehr als 80 Prozent.

Interessanterweise erhöhen die Granatapfel-Polyphenole auch die Wirksamkeit weiterer radikalfangender Systeme im Körper. So konnte gezeigt werden, dass unter der Anwendung der Granatapfelinhaltsstoffe die Aktivität antioxidativ wirksamer Enzyme (z.B. Glutathionperoxidase) deutlich gesteigert wird. Insgesamt bietet der Granatapfel somit einen effizienten Zellschutz und reduziert den oxidativen Stress und das Risiko für radikalabhängige Erkrankungen.

Was Sie tun können

Versuchen Sie, Einflüsse, welche die Radikalbelastung erhöhen, einzuschränken. Dazu gehören der Verzicht auf das Rauchen und mäßiges Sonnenbaden (bzw. Solariumbesuche). Treiben Sie moderaten Sport (z.B. Nordic Walking, Schwimmen, Fahrradfahren) und verzichten Sie auf exzessive sportliche Aktivitäten (wie z.B. Spinning im Fitnessstudio oder Marathonlauf). Sorgen Sie täglich für eine Extraportion Antioxidantien durch ein Glas (200 ml) Granatapfelsaft oder Granatapfelmuttersaft (Dosierbe-

cher 2 × 5 ml pro Tag). Auch der Granatapfelsaft als Nahrungsergänzungsmittel liefert die wertvollen Radikalfänger, vor allem wenn der Granatapfelsaftextrakt zusammen mit weiteren Antioxidantien (z.B. Selen, Lycopin) kombiniert wird.

Potenzstörungen

Ungern spricht »Mann« über dieses Thema, obgleich im Alter zwischen 40 und 70 Jahren etwa jeder zweite Mann betroffen ist: Potenzstörungen (erektile Dysfunktion). Diese können sich durch fehlende oder zu kurze Steifheit des Penis bemerkbar machen. Die möglichen Ursachen sind vielfältig. Häufig steckt eine ernst zu nehmende organische Grunderkrankung wie z.B. ein Diabetes mellitus, Bluthochdruck oder eine Fettstoffwechselstörung, oft gepaart mit Übergewicht, hinter dem Problem. Aber auch Stress, Leistungsdruck, Versagensängste und Alkohol gehen »unter die Gürtellinie«. Im Einzelfall sollte unbedingt der Arzt zurate gezogen werden, denn schließlich münden Potenzprobleme nicht selten in einer Depression und mindern oft auch die Lebensqualität entscheidend.

Wie der Granatapfel hilft

Der Granatapfel – das Symbol der Fruchtbarkeit und Liebe – wurde bereits bei den Römern und im alten Griechenland zur »Stärkung der Manneskraft« Liebeselixieren beigemischt. Neuere, tierexperimentelle Daten lassen auf eine durchblutungsfördernde Wirkung durch den Granatapfel und den daraus hergestellten Saft schließen. Das hat eine bessere Erektionsfähigkeit zur Folge. In einer Studie mit Männern, die unter einer modera-

ten Form von Potenzstörungen litten, verbesserte sich die Situation nach dem vierwöchigen Konsum von täglich einem Glas (250 ml) Granatapfelsaft deutlich. Die Auswertung der Fragebögen, die nach dem International Index of Erectile Function (IIEF) konzipiert wurden, ergab bei 47 Prozent der beteiligten Personen eine deutliche Besserung der Potenzprobleme.

Was Sie tun können

Oberstes Gebot: Sprechen Sie mit Ihrem Arzt. Falls Sie unter Diabetes mellitus oder Bluthochdruck leiden, ist die Behandlung dieser Grunderkrankungen eine wichtige Voraussetzung für ein erfülltes Sexualleben. Achten Sie auf eine gesunde Lebensweise. Hören Sie möglichst mit dem Rauchen auf und mäßigen Sie sich mit dem Alkohol. Falls Sie übergewichtig sind, versuchen Sie, dieses abzubauen, denn im Fettgewebe sitzt ein Enzym (Aromatase), welches das typisch männliche Hormon (Testosteron) in die typisch weiblichen Hormone (Östrogene) umwandelt. Auch das kann zur Potenzstörung beitragen. Stärken Sie Ihre Prostata und Ihre »Manneskraft« täglich mit einem Gläschen Granatapfelsaft oder 1–2 Esslöffeln Granatapfelelixier.

Prämenstruelles Syndrom

Was sind sie doch oft unangenehm, die Tage vor den »Tagen«, nicht selten geprägt durch Stimmungsschwankungen, schmerzhaftes Brustspannen, Gewichtszunahme durch vermehrte Wassereinlagerungen, Heißhungerattacken, Übelkeit, Hautveränderungen, Bauchkrämpfe, Kopfschmerzen und Schlafstörungen. Etwa ein Drittel aller gebärfähigen Frauen ist von dem Phäno-

men des prämenstruellen Syndroms betroffen. Dabei müssen nicht alle Symptome gleichzeitig vorkommen – auch der Schweregrad kann von Frau zu Frau stark variieren. Beeinflusst wird das Beschwerdebild von den hormonellen Veränderungen, die während des weiblichen Zyklus stattfinden.

Wie der Granatapfel hilft

Die im Granatapfelsamenöl vorkommenden pflanzlichen Hormone (Phytoöstrogene) sind in ihrer Struktur den körpereigenen Östrogenen sehr ähnlich und können so mit dem Östrogenrezeptor in eine Wechselbeziehung treten. Im kalt gepressten (!) Granatapfelsamenöl sind nennenswerte Mengen an natürlichen Östrogenen (z.B. Östradiol, Östron) vorhanden. Diese Phytoöstrogene können eine harmonisierende Wirkung auf den Hormonhaushalt ausüben und sich damit auch bei Beschwerden, die mit dem prämenstruellen Syndrom in Verbindung stehen, günstig auswirken.

Was Sie tun können

Achten Sie vor allem in der zweiten Zyklushälfte auf eine ausgewogene Ernährung. Schränken Sie den Konsum von Süßem und Kaffee möglichst ein. Bewegen Sie sich reichlich, auch Entspannungsübungen und Yoga können hilfreich sein. Versuchen Sie, Stress in dieser Zeit möglichst zu vermeiden – achten Sie darauf auch, wenn Sie Termine in der zweiten Zyklushälfte vergeben. Versorgen Sie sich kurmäßig (etwa 3 Monate lang) mit Granatapfelsamenöl (z.B. als Nahrungsergänzungsmittel, Produktempfehlung im Anhang), welches Sie täglich einnehmen sollten. In dieser Zeit müssten sich die Beschwerden langsam bessern. Unterstützend sind Vitalstoffe wie Magnesium und Vitamin B6.

Prostatakrebs

Prostatakrebs ist inzwischen die häufigste Krebsart bei Männern. Das Risiko für diese Erkrankung steigt mit zunehmendem Alter. Die Wahrscheinlichkeit, an Prostatakrebs zu erkranken, nimmt zwischen dem 50. und 85. Lebensjahr bis auf das 40-Fache zu. Das mittlere Erkrankungsalter liegt bei 70 Jahren. Erbliche Faktoren scheinen dabei eine Rolle zu spielen. So ist das Risiko für einen Mann, dessen Vater oder Bruder erkrankt ist, um den Faktor 2–3 erhöht. Allerdings scheinen auch Lebensstilfaktoren eine wichtige Rolle zu spielen. Eine Ernährung, die kalorien- und fettreich (»schlechte« Fette) und arm an Ballast- und Vitalstoffen ist, gilt als Risikofaktor.

Wie bei vielen anderen Krebsarten gibt es beim Prostatakrebs zu Beginn der Erkrankung keine typischen Symptome, sodass die Erkrankung häufig spät diagnostiziert wird. Beschwerden beim Wasserlassen können z.B. einen Hinweis auf eine Prostatavergrößerung oder eine bestehende Krebserkrankung liefern. Als Tumormarker wird im Blut das prostataspezifische Antigen (PSA) ermittelt. Dieser Wert kann im Rahmen von Früherkennungsmaßnahmen bestimmt werden, ist aber auch für die Beurteilung des Behandlungserfolges bei einer bestehenden Prostatakrebserkrankung wichtig und wird auch dann in regelmäßigen Abständen bestimmt. Ein erneuter, rascher Anstieg nach erfolgter Behandlung (z.B. durch Operation, Bestrahlung, Hormontherapie) gilt als Hinweis darauf, dass noch Tumorzellen im Körper vorhanden sind und eventuell eine erneute Behandlung vorgenommen werden muss. Je kürzer die Zeit ist, während der sich der PSA-Wert verdoppelt, umso kritischer wird die Situation beurteilt.

Wie der Granatapfel hilft

Im Laborversuch wurde gezeigt, dass die im Granatapfel vorkommenden Polyphenole eine wachstumshemmende Wirkung
auf die Prostatakrebszellen zu haben scheinen. Des Weiteren
fördern sie das Absterben der Tumorzellen. In einer Untersuchung wurde der Effekt von Granatapfelsaft bei Männern mit
bestehender Prostatakrebserkrankung verfolgt. Die erkrankten
Personen wurden zunächst nach den klassischen Verfahren
(Operation, Bestrahlung) behandelt. In der Studie erhielten die
operierten oder strahlentherapierten Männer täglich ein Glas
(240 ml) Granatapfelsaft (entsprechend etwa 570 mg Polyphenolen). Das Ergebnis war erstaunlich: Unter dem Konsum des
Granatapfelsaftes konnte der PSA-Wert deutlich länger kon-
stant gehalten werden. Es dauerte doppelt so lange, bis der PSA-
Wert wieder anstieg, als zuvor ohne den Granatapfelsaft. Im La-
bor wurde dann das Serum der Patienten mit Prostatakrebszellen
zusammengebracht und festgestellt, dass die Vermehrung der
Tumorzellen nun um 12 Prozent verringert und das Absterben
dieser Zellen sogar um 17 Prozent erhöht werden konnte. Die positiven Effekte konnten bei 80 Prozent der Studienteilnehmer
beobachtet werden. Weitere Studien zur Bestätigung dieses
positiven Ergebnisses sollen folgen.

Was Sie tun können

Essen Sie öfter Fisch (v. a. Kaltwasserfisch wie Hering, Lachs,
Thunfisch). Die dort vorkommenden mehrfach ungesättigten
Fettsäuren wirken sich schützend auf die Prostata aus. Auch das
in Tomaten, Tomatensoße, Ketchup und Tomatensaft enthaltene
Lycopin (ein Farbstoff aus der Gruppe der Carotinoide) hat eine
krebshemmende Wirkung. Des Weiteren sollten Sie eine ballast-

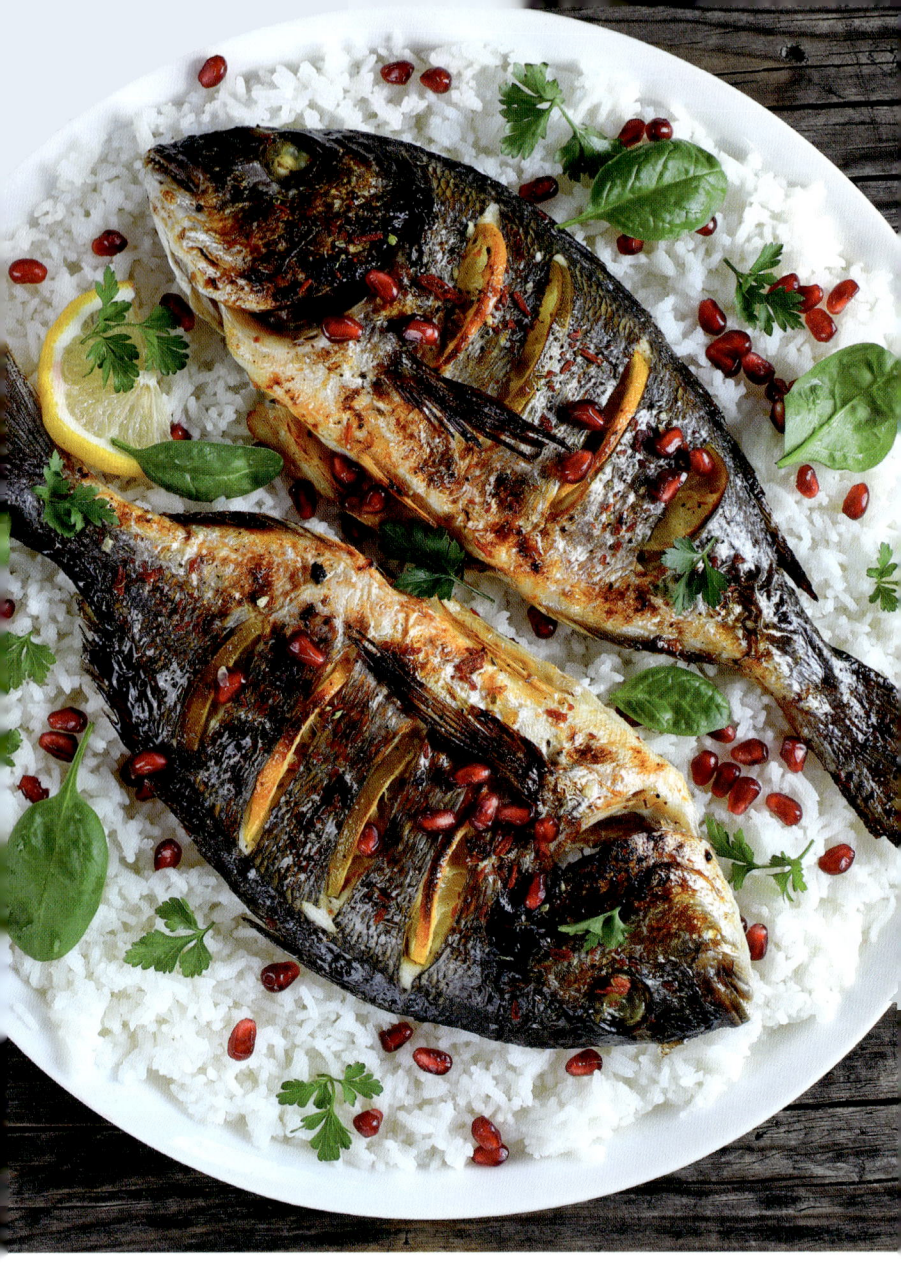

stoff- und vitaminreiche Kost bevorzugen und den Verzehr von rotem Fleisch (Schwein, Rind, Schaf, Wild) einschränken. Genießen Sie täglich ein Glas (240 ml) Granatapfelsaft oder greifen Sie auf entsprechende Nahrungsergänzungsmittel (Granatapfelsaftextrakt in Kombination mit Selen und Tomatenextrakt) zurück.

Stress

Vermutlich lässt uns keine Einflussgröße so rasch altern wie der negative Stress (Disstress). Bei einer »ungesunden«, ständigen Überbelastung werden weniger vitalitätserhaltende Anti-Aging-Hormone (z. B. DHEA) gebildet und dadurch der Alterungsprozess begünstigt. Zudem stellt chronischer Stress eine übermäßige Beanspruchung für das Herz-Kreislauf-System dar. Der Blutdruck steigt und damit auch das Risiko für eine Gefäßschädigung. Bei Stress werden physiologischerseits die Sinne geschärft – eine dauerhafte Stressbelastung führt allerdings zu einer Überreizung der Sinne, die sich in Ungeduld, Konzentrationsstörungen und vermehrter Reizbarkeit äußern kann. Auch der Verdauungstrakt kann in Mitleidenschaft gezogen werden. Viele reagieren auf chronische Belastungen mit Verstopfung, andere wiederum mit Durchfall. Auch die Sexualfunktionen sind unter chronischem Stress häufig beeinträchtigt. Nicht selten führt eine dauerhaft bestehende Überforderung unseres Körpers und unserer Seele zu Depressionen und Burn-out-Syndrom, welches durch die totale körperliche und emotionale Erschöpfung charakterisiert ist.

Wie der Granatapfel hilft

Entspannen und den Alltag vergessen – noch nie war dieses Bedürfnis so stark ausgeprägt wie in der heutigen Zeit. Zahlreiche Wellness-Oasen setzen auf die wohltuenden Wirkungen von Pflanzenextrakten und Pflanzenölen. So werden viele Körpermassagen mithilfe solcher Körperöle (z.B. mit Granatapfelsamenöl in einer Mischung mit Jojobaöl oder Arganöl von 1:5) vorgenommen. Sie können diese Ölmischung auch zu Hause anwenden und Ihren Körper damit einreiben. Bei Stress werden im Körper vermehrt freie Radikale gebildet. Die im Granatapfel vorkommenden Polyphenole wirken als effiziente Antioxidantien. Bei Stress kann man z.B. auf Nahrungsergänzungsmittel ausweichen, die weitere Antioxidantien (z.B. Selen, Carotinoide) enthalten, um gegen die freien Radikale gewappnet zu sein.

Was Sie tun können

Achten Sie auf die »Work-Life-Balance« und ziehen Sie rechtzeitig die »Notbremse«. Üben Sie sich im »Neinsagen«. Versuchen Sie, Ihren Perfektionismus zu zügeln – manchmal genügt es, sich mit einem bestimmten Ergebnis der aufgetragenen Arbeiten oder vorgenommenen Aktivitäten zu begnügen. Planen Sie bewusst regelmäßig in der Woche Zeit für sich alleine ein und nehmen Sie sich etwas vor, an dem Sie Freude haben.

Für den Körper die reinste Wohltat ist ein Bad mit Granatapfelsamenöl. Dazu geben Sie etwa 10 Tropfen Granatapfelsamenöl in eine Wanne und lassen heißes Wasser zulaufen. Genießen Sie nun ein feuchtigkeitsspendendes Vollbad und machen Sie es sich mit Kerzenduft, einem Glas Granatapfelsaft und einem schönen Buch in der Wanne gemütlich. Aber baden Sie nicht länger als 20 Minuten, sonst entzieht das Wasser der Haut

zu viel Feuchtigkeit. Trocknen Sie sich danach nur vorsichtig ab, um die Ölschicht auf Ihrem Körper nicht abzureiben. Anschließend sollten Sie zum »Nachglühen« etwa eine Viertelstunde auf dem Sofa oder im Bett verbringen.

Übergewicht

In Deutschland ist jeder Vierte übergewichtig, jeder Fünfte sogar adipös (fettleibig, fettsüchtig) – Tendenz steigend. Dabei ist Übergewicht nicht gleich Übergewicht, denn die Fettverteilung spielt eine erhebliche Rolle. Am problematischsten ist das Bauchfett (viszerales Fett), es birgt das größte Krankheitsrisiko. Zu den Folgerisiken und -erkrankungen gehören Herz-Kreislauf-Erkrankungen, Diabetes mellitus, Krebs, Gelenkerkrankungen, Gallenleiden, Potenzstörungen und Schlaf-Atemstörungen (Apnoe-Syndrom).

Die Bekämpfung der überschüssigen Pfunde gilt daher als dringlichstes gesundheitsrelevantes Anliegen unserer Zeit. Zu den Risikofaktoren, welche ein übermäßiges Anhäufen der Speckrollen begünstigen, zählen Erbfaktoren, Bewegungsmangel und Fehlernährung. Untersuchungen zeigten, dass das Abnehmen bei bestehendem Übergewicht ohne vermehrte sportliche Aktivität kaum machbar ist. Wer dauerhaft Pfunde verlieren möchte, sollte sein Ernährungsverhalten analysieren, sein Essverhalten ändern und sich mehr bewegen. Die üblichen Diäten alleine bringen keinen Erfolg.

Wie der Granatapfel hilft

Interessante neue Untersuchungen geben erste Hinweise darauf, dass der Granatapfelblattextrakt einen gewichtsregulierenden Effekt besitzt. Die Anwendung des Extraktes führte im Mäuseversuch trotz fettreicher, hochkalorischer Nahrung weder zu Übergewicht noch zu einer Fettstoffwechselstörung. Weitere Untersuchungen zeigten, dass der Granatapfelblattextrakt den Appetit drosselt und die Aktivität fettspaltender Enzyme hemmt, wodurch auch die Fettaufnahme gemindert wird. Man darf hier auf weitere Ergebnisse aus der Forschung gespannt sein.

Was Sie tun können

Vergessen Sie sämtliche Diäten. Das einzige dauerhaft Erfolg versprechende Losungswort lautet: Ernährungsumstellung. Überprüfen Sie Ihren täglichen Essensplan und notieren Sie die Lebensmittel, die vermutlich das »Hüftgold« begünstigen. Schränken Sie die leicht verfügbaren Kohlenhydrate (z.B. Kuchen, Süßigkeiten, Weißmehlprodukte) ein und setzen Sie vermehrt auf Ballaststoffe, Gemüse und Obst. Bauen Sie eiweißhaltige Lebensmittel in Ihren Speiseplan ein – sie machen besser satt als Kohlenhydrate und Fette und wirken dem Abbau von Muskeleiweiß entgegen.

Üben Sie sich in flexibler Verhaltenskontrolle und seien Sie nicht zu streng mit sich, wenn Sie Ihre Vorsätze einmal nicht einhalten und doch wieder »sündigen«. Leben Sie nicht nach dem Motto »Jetzt ist es auch schon egal«, sondern versuchen Sie, Ihre Grundmotivation zum Gewichtsabbau beizubehalten, auch wenn Sie gegen eine Essensregel verstoßen haben. Und denken Sie daran: Durch Sport erhöhen Sie die Anzahl der »Verbren-

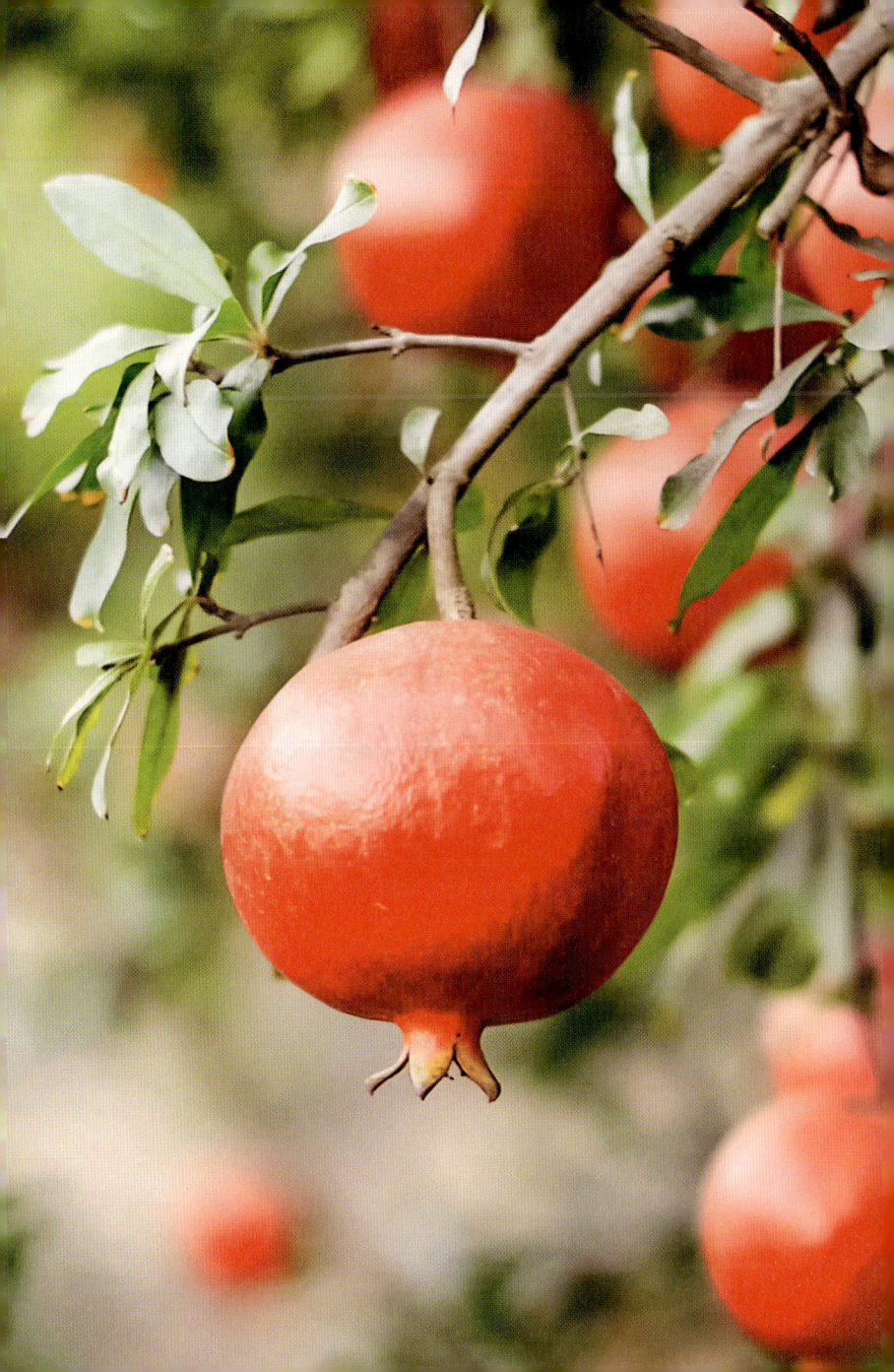

nungszentralen« (Mitochondrien) in den Muskeln – damit geht das Abnehmen leichter.

Wechseljahresbeschwerden

Hitzewallungen, Schweißausbrüche, nervöse Störungen und depressive Verstimmungen – zwei Drittel aller Frauen sind von diesen Begleiterscheinungen der Wechseljahre betroffen. Die Ursache für diese Beschwerden ist in der schwindenden Östrogenproduktion der Eierstöcke begründet. Da die Östrogene im Körper eine Reihe wichtiger Funktionen wahrnehmen, ist der Mangel an diesen Hormonen häufig mit Konsequenzen für die Frau verbunden: Das Risiko für Herz-Kreislauf-Erkrankungen steigt an, die Gefahr für die Osteoporose nimmt zu, es kommt zu Stimmungsschwankungen, und schließlich hat auch noch die Haut ihre liebe Not mit dem Hormonschwund. Sie neigt zu Trockenheit und zur Faltenbildung. Immer mehr Frauen greifen in dieser Situation auf die in Pflanzen vorkommenden Hormone (Phytoöstrogene) zurück, die bei Wechseljahresbeschwerden eine ausgleichende und lindernde Wirkung entfalten können. Solche Phytoöstrogene finden wir z.B. in Soja, Rotklee, Leinsamen, aber auch im Granatapfelsamenöl.

Wie der Granatapfel hilft

Im Granatapfel (v.a. in den Samen) sind hormonartige Stoffe enthalten, die von der Struktur her den körpereigenen Östrogenen ähneln (steroidale Phytoöstrogene), und weitere, die auch eine hormonartige Wirkung entfalten können, aber anderen Strukturen zugeordnet werden (nichtsteroidale Phytoöstroge-

ne). Besonders bemerkenswert ist das Vorkommen an Östron, einem den Östrogenen zugeordneten Pflanzenhormon. Es kommt im kalt gepressten (!) Granatapfelsamenöl in einer Konzentration von bis zu 17 mg/kg Trockengewicht vor. Damit besitzen die Samen des Granatapfels eine Alleinstellung – zumindest ist derzeit keine andere Pflanze bekannt, die vergleichbare oder höhere Anteile an diesem Phytoöstrogen enthält.

Die im Granatapfelsamenöl vorkommenden Pflanzenhormone können eine harmonisierende Wirkung auf den Hormonhaushalt ausüben und dabei helfen, Wechseljahresbeschwerden zu lindern. In einer Anwendungsbeobachtung mit Frauen zwischen 30 und etwa 60 Jahren wurde die Wirkung des Granatapfelsamenöls bei den typischen Begleiterscheinungen der hormonellen Veränderungen (Hitzewallungen, Stimmungsschwankungen, trockene Haut u.a.) untersucht. Etwa zwei Drittel der teilnehmenden Frauen berichteten über eine Verbesserung ihrer Beschwerden bei guter Verträglichkeit der Granatapfelsamenöl-Kapseln. Die positiven Wirkungen des Samenöls auf die Haut und die Schleimhäute werden nicht nur auf die Pflanzenhormone, sondern auch auf die in den Samen vorkommenden wertvollen Fettsäuren zurückgeführt, die der Hauttrockenheit und Hautalterung entgegenwirken.

Interessant ist in diesem Zusammenhang die Anwendung von Zäpfchen, die Granatapfelsamenöl enthalten und für den Scheidenbereich bei mangelnder Feuchtigkeit (Scheidentrockenheit) gedacht sind. Innerhalb einer halben Stunde lösen sich die Zäpfchen auf und erhöhen das Gleitvermögen, was bei wechseljahresbedingten Beschwerden beim Sexualverkehr hilfreich sein kann (Bezugsquelle im Anhang).

Was Sie tun können

Nutzen Sie diese Lebensphase und nehmen Sie sich mehr Zeit für sich selbst. Eine Frau in den Wechseljahren ist in der heutigen Zeit »im besten Alter«. Sie können sich also noch viel vornehmen. Achten Sie auf eine ausgewogene, vollwertige Ernährung mit viel frischer, vitalstoffreicher Kost und sorgen Sie für eine ausreichende Kalziumzufuhr (am besten in Kombination mit Vitamin D). Unterstützen Sie Ihr Nervenkostüm mit B-Vitaminen, die z. B. in Fisch, Ei, Milchprodukten und Blattsalaten enthalten sind. Für Bewegung ist es nie zu spät – beginnen Sie mit regelmäßigen Spaziergängen, mit Gymnastik, Radfahren, Schwimmen oder anderem Ausgleichssport. Das tut Knochen, Gelenken und dem Herz-Kreislauf-System gut und hilft bei Gewichtsproblemen.

Verträglichkeit des Granatapfels und mögliche Wechselwirkungen

Die Früchte des Granatapfelbaums werden seit Jahrtausenden geschätzt. Man kann davon ausgehen, dass es sich um eine gut verträgliche Frucht handelt, andernfalls wäre ihre Kultivierung im Verlauf der Geschichte verloren gegangen. Wie bei allen Lebensmitteln sind jedoch allergische Reaktionen nicht mit Sicherheit auszuschließen, auch wenn diese im Fall des Granatapfels selten bekannt wurden. In einem Tierversuch isolierte man aus dem Granatapfel den Gerbstoff Punicalagin und verfütterte diesen in einer sehr hohen Konzentration, wie er vom Menschen durch den Verzehr von Granatapfelsaft kaum zu realisieren ist. Anschließend bestimmte man die inneren Organe (Leber, Niere) der Tiere sowie diverse Blutparameter. Im Vergleich zu den Kontrolltieren konnte man keinerlei nachteilige Wirkungen beobachten.

Sollten Sie zu den fruchtempfindlichen Allergikern gehören, ist es dennoch ratsam, einen Hauttest durchzuführen. Geben Sie dazu einen Tropfen Saft auf die Innenseite Ihres Unterarms und reiben Sie diesen gut ein. Neigen Sie zu allergischen Hautreaktionen, müsste dies in Form einer Hautirritation (Rötung, Quaddelbildung oder Schwellung) sichtbar werden.

Granatapfelsaft kann möglicherweise zudem Wechselwirkungen mit bestimmten medikamentösen Wirkstoffen eingehen und eine Abschwächung oder eine Verstärkung der Arzneimittelwirkungen zur Folge haben. Aufgrund von Erfahrungen aus Tierversuchen wird bei folgenden Medikamenten ein solcher Einfluss in Betracht gezogen, wobei im Einzelnen nicht gesagt werden kann, ob die Einflussnahme abschwächend oder verstärkend wirkt. Zu diesen Arzneimitteln gehören

> Medikamente bei Epilepsie,
> Medikamente bei Herzrhythmusstörungen,
> Medikamente bei Fettstoffwechselstörungen,
> Medikamente zur Unterdrückung der Immunantwort sowie
> Medikamente für die Blutgerinnung.

Sicherlich sind die Erkenntnisse in diesem Zusammenhang noch unzureichend. Andererseits ist gerade bei Krebsmedikamenten eine mögliche Verbesserung der Wirkung der angewendeten Mittel im Gespräch. So können z.B. bestimmte Inhaltsstoffe des Granatapfels Zytostatikaresistenzen entgegenwirken. Auch bei Antibiotika (z.B. Tetracyclin, Chloramphenicol, Ampicillin) ist derzeit eine Wirkungsverstärkung durch Granatapfelzubereitungen im Gespräch. Weitere Untersuchungen hierzu stehen noch aus. Im Zweifelsfall besprechen Sie die Vorgehensweise bitte mit Ihrem Arzt.

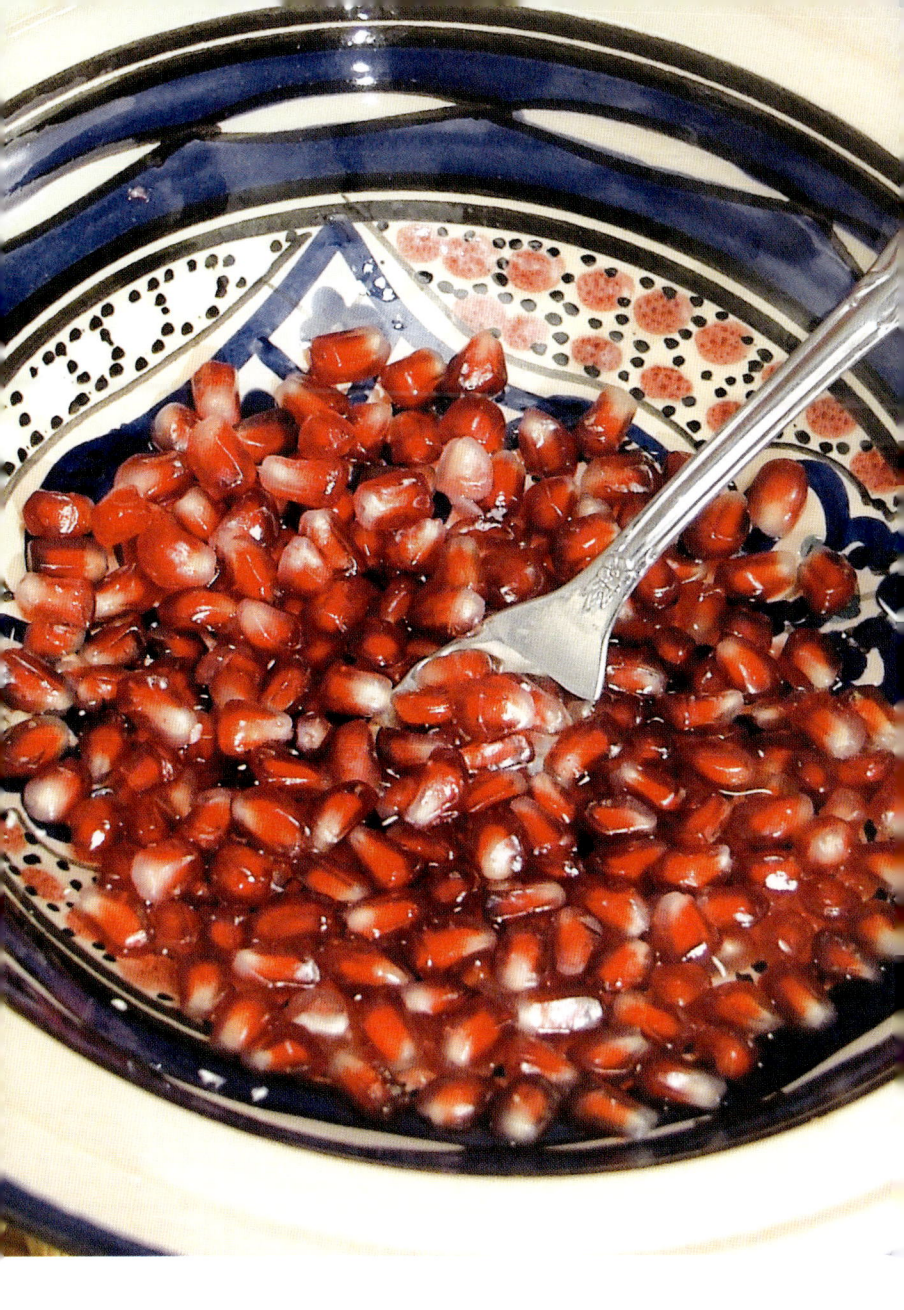

^ Die Kerne des Granatapfels sind Zutat vieler Gerichte und Salate.

Rezepte mit Granat-apfel und Grenadine-Sirup

Im Folgenden finden Sie vielfältige Rezepte mit Granatapfel oder Granatapfelprodukten (wie Grenadine). Die verwendeten Granatäpfel sollen reif sein. Wie Sie die Früchte am besten öffnen, konnten Sie im Kapitel »Vorsicht, Farbe!« nachlesen. Bitte denken Sie daran, dass der Granatapfelsaft hartnäckige Flecken auf der Tischwäsche und der Kleidung hinterlässt. Ich empfehle Ihnen, bei der Zubereitung der Speisen eine Schürze zu tragen! Achten Sie darauf, dass Sie nur die Kerne und nicht die weißen Samentrennwände verwenden, denn Letztere schmecken bitter. Die Rezepte sind, wenn nicht anders vermerkt, für 2–3 Personen berechnet.

Getränke

Granatapfel-Powerdrink
1/4 l frisch gepresster Orangensaft
1/4 l frisch gepresster Karottensaft
1/4 l Granatapfelsaft
Mischen Sie die frisch gepressten Säfte (elektrische Saftpresse) mit dem Granatapfelsaft und rühren Sie den Powerdrink um. Am besten nicht lange stehen lassen, sondern schnell trinken.

Cooler Driver-Drink

Pro Person

20 ml Grenadine-Sirup

80 ml Orangensaft

80 ml Ananassaft

Eiswürfel

Einige Eiswürfel mit den flüssigen Zutaten in den Shaker geben und kräftig durchschütteln. Die Mischung durch das Barsieb in ein Longdrinkglas gießen und weitere Eiswürfel hinzufügen.

Exotischer Durstlöscher

Pro Person

50 ml Pfirsichsaft

50 ml Maracujanektar

1 Spritzer Limettensaft

20 ml Granatapfelelixier

Alle Zutaten mischen und eisgekühlt servieren.

Happy Day

Pro Person

50 ml Orangensaft

25 ml Aprikosensaft

20 ml Granatapfelsaft

2 ml Grenadine-Sirup

1 Spritzer Zitrone

Eiswürfel

Alle Zutaten im Shaker mit einigen Eiswürfeln mischen, gut schütteln, durch ein Barsieb gießen und in einem Longdrinkglas auf Eis servieren.

Vorspeisen und kleine Gerichte

Blattsalat mit Granatapfel-Dressing

1 Salat (Eisberg-, Eichblatt- oder jeder andere grüne Salat)

1 Granatapfel

5 EL Himbeeressig

1 Prise Salz

4 EL Grenadine-Sirup

1/2 TL Senf, extrascharf

4 EL Sonnenblumenöl

Den Salat waschen. Den Granatapfel öffnen, die Kerne herauslösen und beiseitestellen. Alle Zutaten außer den Granatapfelkernen in ein verschließbares Glas füllen. Kräftig schütteln und über den Salat gießen. Die Granatapfelkerne nach Belieben darüberstreuen. Wer mag, kann die Soße mit dem aufgefangenen Granatapfelsaft etwas verlängern.

Winterliche Linsensuppe

1 Granatapfel

1 Zwiebel

etwas Öl

150 g rote Linsen

1/2–1 TL Currypulver

450 ml Gemüsebrühe

350 ml Orangensaft

Salz, Pfeffer

2 EL Crème fraîche

Den Granatapfel öffnen und von einer Hälfte die Kerne herauslösen. Die andere Hälfte auf der Zitronenpresse entsaften. Saft auffangen und beiseitestellen. Kerne ebenfalls aufheben. Nun

die Zwiebel fein hacken und in Öl glasig dünsten. Linsen und Currypulver zugeben, kurz mitdünsten und anschließend die Gemüsebrühe, den Orangensaft und den Granatapfelsaft hinzufügen. Zugedeckt etwa 15 Minuten köcheln lassen. Dazwischen immer wieder umrühren. Suppe mit dem Pürierstab fein pürieren und mit Salz und Pfeffer abschmecken. Anschließend mit der Crème fraîche und den Granatapfelkernen dekorieren und heiß servieren.

Brie mit Granatapfelkompott

1 Granatapfel
1 EL Walnusskerne
1 EL Cashewkerne
2 Birnen
1 TL Zitronensaft
1/2 Chilischote
1 Zweig Rosmarin
1 TL Olivenöl
2 EL Wasser
2 TL Honig
Pfeffer, frisch gemahlen
150 g Brie (Raumtemperatur)

Den Granatapfel öffnen und die Kerne herauslösen. Die Nüsse grob hacken. Die Birnen waschen, halbieren, in Scheiben schneiden und mit Zitronensaft beträufeln. Die Chilischote hacken, den Rosmarinzweig abbrausen und die Nadeln abzupfen. Das Olivenöl in der Pfanne erhitzen und die Birnen, zusammen mit den Chilistreifen und dem Rosmarin, bei milder Hitze kurz anschmoren. Dann mit dem Wasser ablöschen und bei geschlossenem Deckel für weitere 2–3 Minuten garen. Nun die Granat-

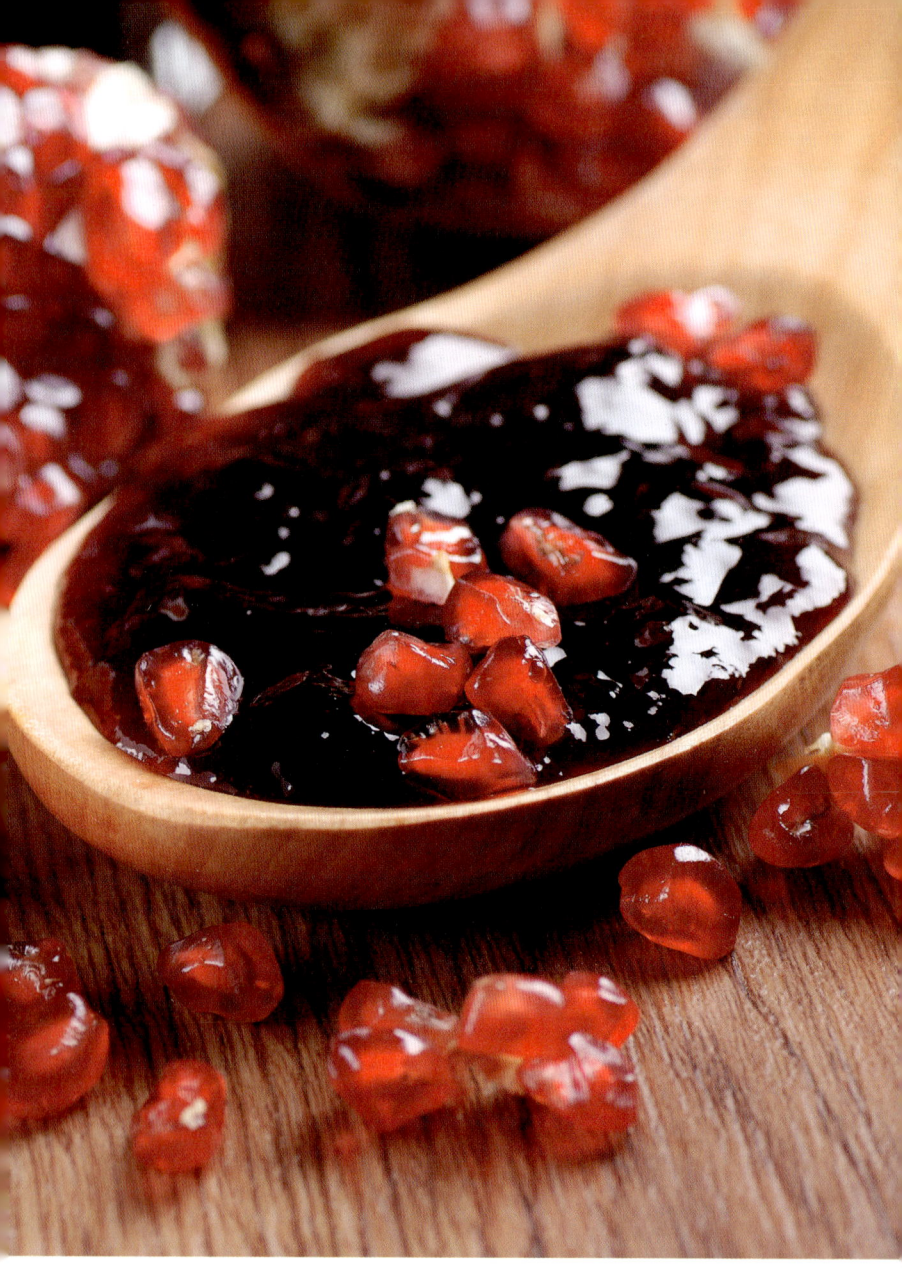

Granatapfelkompott schmeckt köstlich zu Brie.

apfelkerne mit den Nüssen und dem Honig untermischen. Mit frisch gemahlenem Pfeffer abschmecken.

Den wohltemperierten Brie in Scheiben schneiden, auf Teller verteilen und zusammen mit dem Granatapfelkompott anrichten.

Dazu passt ein frisches französisches Weißbrot.

Aloo Anardana

Ein Rezept aus Indien. Anardana (getrocknete Granatapfelkerne) bekommen Sie in gut sortierten Geschäften für asiatische Lebensmittel.

700 g Kartoffeln

1/4 Tasse Butterschmalz (Ghee)

3–4 ganze rote Chilischoten

1/4 TL Kurkuma

1/2 TL Koriander, gemahlen

3/4 TL Kreuzkümmel, gemahlen

1/2 TL Chili, gemahlen

1 1/2 TL Salz

1/2 Tasse Anardana, fein gemahlen

Die Kartoffeln kochen, bis sie weich sind. Wenn sie vollständig abgekühlt sind, in etwa 2–3 cm große Stücke schneiden. Das Butterschmalz in einem Wok (alternativ geht auch ein Topf) erhitzen und die Chilis anbraten, bis sie ihre Farbe verändern. Das dauert nur ein paar Sekunden. Die Kartoffeln hinzufügen und goldbraun braten. Zum Schluss die Gewürze mit den gemahlenen Granatapfelkernen untermischen, sodass alle Kartoffeln mit den Gewürzen bedeckt sind. Noch ein paar Minuten weiterbraten und heiß servieren.

Feldsalat mit Ziegenkäse und Granatapfel

300 g Feldsalat

1 Granatapfel

1 Ziegenkäserolle

4–6 Baguettescheiben

1/8 l Balsamico-Essig

2–3 EL Olivenöl

1/2 TL Honig

Salz, Pfeffer

Den Backofen auf 200 °C (Ober- und Unterhitze) vorheizen. Feldsalat putzen und waschen. Granatapfel öffnen und die Kerne herauslösen. Von der Ziegenkäserolle 4–6 etwa 1–2 cm dicke Scheiben abschneiden. Nun das Baguette jeweils mit einer Käsescheibe belegen und für etwa 5–8 Minuten in einer Auflaufform in den vorgeheizten Backofen schieben.

In der Zwischenzeit aus Balsamico-Essig, Olivenöl, Honig, Salz und Pfeffer eine Vinaigrette zubereiten. Den Feldsalat portionsweise auf Tellern anrichten, die Vinaigrette darübergeben und mit den Granatapfelkernen bestreuen. Anschließend die heißen Baguettescheiben mit dem Käse am Tellerrand verteilen.

Fruchtiger Möhrensalat mit Granatapfel

300 g Möhren

1 Granatapfel

1/2 Ananas (ersatzweise Ananasstücke aus der Dose)

1–2 EL Honig

1 EL Zitronensaft

3 EL Walnussöl (ersatzweise ein anderes pflanzliches Öl)

Salz, Pfeffer

2 TL Pinienkerne

Die Möhren schälen und auf einer Reibe (oder mit einem elektrischen Gerät) klein raspeln. Die Schale des Granatapfels einritzen und die Frucht halbieren. Die eine Hälfte auf der Zitronenpresse entsaften und den Saft beiseitestellen. Aus der anderen Hälfte die Kerne herauslösen und aufbewahren. Nun die Ananas schälen, den Strunk herausschneiden und das Fruchtfleisch in mundgerechte Stücke schneiden. Für das Dressing den Honig, den Zitronensaft und das Öl verrühren. Mit Salz und Pfeffer abschmecken. Die geraspelten Möhren, die Granatapfelkerne und die Pinienkerne mischen und das Dressing dazugeben. Den Salat kühl stellen und für eine halbe Stunde durchziehen lassen. Anschließend zusammen mit ein paar Kräutern dekorativ anrichten.

Sommerlicher Salat mit Huhn und Früchten

2 Hähnchenbrustfilets

150 g Hühnerbrühe

Salz, Pfeffer

1 Kopf Friséesalat

1 Granatapfel

200 g Himbeeren

1 Pfirsich oder 2 kleine Aprikosen

1 Schalotte

3 EL Himbeeressig

3 EL Sesam- oder Walnussöl

1 TL Honig

Hähnchenbrustfilets abbrausen und mit Küchenkrepp trocken tupfen. Die Hühnerbrühe kurz aufkochen, die Fleischstücke hineinlegen und zugedeckt bei kleiner Hitze etwa 15 Minuten garen. Anschließend das Fleisch aus der Brühe nehmen, von beiden Seiten salzen und pfeffern und beiseitestellen.

In der Zwischenzeit den Salat putzen und waschen. Den Granatapfel öffnen und die Kerne vorsichtig herauslösen. Himbeeren vorsichtig im Sieb abbrausen und mit Küchenkrepp trocken tupfen. Pfirsich oder Aprikosen waschen, halbieren, vom Stein lösen und das Fruchtfleisch in dünne Spalten schneiden.

Nun die Schalotte schälen, klein würfeln und zusammen mit dem Himbeeressig, dem Öl, Salz, Pfeffer und Honig ein Dressing zubereiten. Die Hähnchenbrust in Streifen oder Würfel schneiden und mit den Fruchtspalten und den Granatapfelkernen mischen. Diese Mischung anschließend vorsichtig unter den Friséesalat heben und verteilen. Zum Schluss die Himbeeren unterheben.

Marinierte Früchte mit Granatapfel

Die marinierten Früchte sind eine hervorragende Beilage zu Fleisch (z. B. Lamm, Wild).

2 Granatäpfel

1 reife Mango

1 reife Papaya

2 kleine grüne Chilischoten

3 Limetten

80 g Zucker

3 Stück Sternanis

Granatäpfel öffnen und Kerne herauslösen. Heraustretenden Saft auffangen und aufbewahren. Die Mango schälen, das Fruchtfleisch vom Kern lösen und in dünne Scheiben schneiden. Die Papaya schälen, die Kerne entfernen und das Fruchtfleisch in dünne Scheiben schneiden. Die Chilischoten waschen und quer in kleine Scheiben schneiden. Die Limetten auspressen und den Saft aufbewahren.

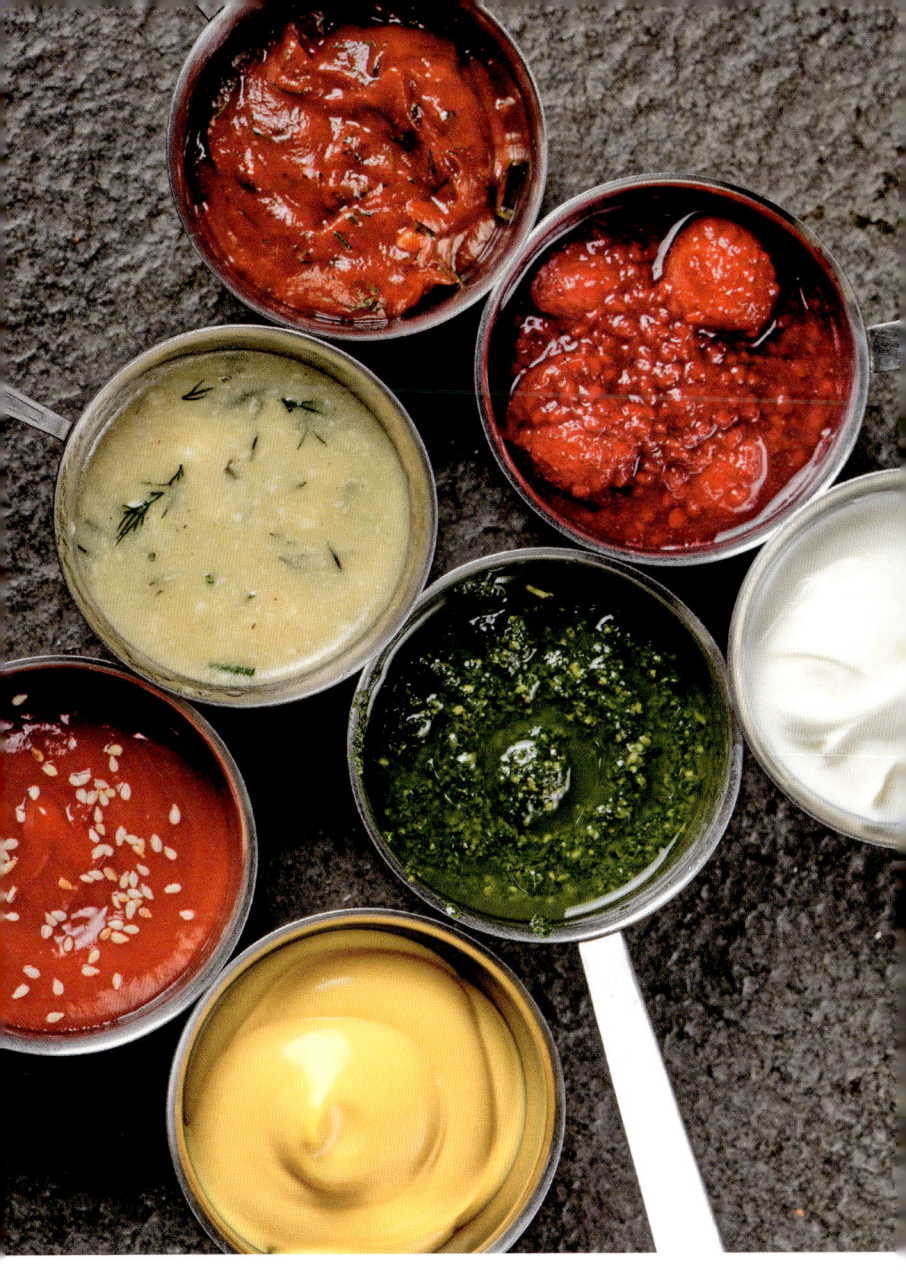

^ Ein Granatapfel-Dip bereichert jedes Büfett.

Nun das Fruchtfleisch von Mango und Papaya zusammen mit den Granatapfelkernen und den Chilischeiben in ein heiß ausgespültes Einmachglas schichten. Den Limettensaft zusammen mit dem Granatapfelsaft, dem Zucker und dem Sternanis kurz aufkochen und noch heiß in das Glas über das Fruchtfleisch gießen. Das Glas verschließen und kurz auf den Kopf stellen. Das abgekühlte Glas im Kühlschrank aufbewahren und in den nächsten Tagen verwenden.

Fruchtiger Granatapfelketchup

1 Granatapfel

100 g Johannisbeeren

50 g brauner Zucker

40 g Ingwer

4 EL Himbeeressig (ersatzweise Rotweinessig)

2 EL Tomatenmark

150 g Tomatenketchup

Granatapfel öffnen und die Kerne herauslösen. Johannisbeeren waschen und die Beeren von den Rispen lösen. Den Zucker im Topf auf dem Herd schmelzen und karamellisieren lassen. Den Ingwer fein hacken, mit den Granatapfelkernen und den Johannisbeeren mischen und in den Topf zum karamellisierten Zucker geben. Sofort mit dem Himbeeressig ablöschen. So lange köcheln lassen, bis sich der Zucker ganz aufgelöst hat und die Beeren aufgeplatzt sind. Das Tomatenmark und den Ketchup dazugeben und die Mischung nochmals kurz aufkochen. Danach abkühlen lassen, in ein sauberes Schraubglas füllen und im Kühlschrank aufbewahren. Da das Granatapfelketchup sich nur wenige Tage hält, möglichst zügig verbrauchen.

Rotkraut mit Granatapfel

1 Rotkohl (etwa 300–400 g)

1 Granatapfel

1 Orange

1 EL Rotweinessig

2 Sternanis

Salz, Pfeffer

Zimt, Zucker

1 EL Johannisbeergelee

Rotkohl vorbereiten und in feine Streifen schneiden. Den Granatapfel öffnen und die Kerne vorsichtig herauslösen. Orange dünn abschälen und Schale beiseitestellen. Rotkrautstreifen zusammen mit dem Rotweinessig, den Orangenschalen, dem Sternanis, Salz und Pfeffer und etwas Wasser im Topf erhitzen. Mit Zimt und etwas Zucker abschmecken. Nach etwa 10–15 Minuten Johannisbeergelee und Granatapfelkerne hinzufügen, umrühren und nochmals kurz erhitzen.

Dazu passt ein Wildgericht.

Gebratener Fenchel mit Granatapfel

2 Fenchelknollen

4 EL Olivenöl

4 EL Balsamico-Essig

2 TL Honig

Salz, Pfeffer, Kreuzkümmel

1 Granatapfel

1 Stück Parmesan

Die Fenchelknollen halbieren, vom Strunk befreien und in dünne Scheiben schneiden. Aus 2 Esslöffeln Olivenöl, dem Balsamico-Essig, dem Honig, Salz, Pfeffer und etwas Kreuzkümmel eine

Marinade zubereiten. Den Granatapfel öffnen und die Kerne herauslösen.

Die Fenchelscheiben im restlichen Olivenöl bei milder Hitze anbraten, bis sie leicht braun werden. Anschließend die Fenchelscheiben auf vorgewärmten Tellern anrichten und mit der Marinade beträufeln. Die Granatapfelkerne darauf verteilen und mit gehobelten Parmesanspänen bestreuen. Dazu passt Brot.

Feiner Nudelsalat mit Granatapfel

200 g Nudeln (z. B. Farfalle)

1 Granatapfel

8 Walnüsse

150 g Radicchio

1 rote Zwiebel

Olivenöl

Zitronensaft

Salz, Pfeffer

2 TL Pinienkerne

150 g Roquefort

Die Nudeln in Salzwasser nach Vorschrift kochen. Den Granatapfel öffnen und die Kerne herauslösen. Die Nüsse öffnen und hacken. Den Radicchio putzen und die Blätter klein schneiden. Die Zwiebel schälen und in feine Ringe schneiden. Granatapfelkerne, Radicchio und die Zwiebel in einer Schüssel mischen. Nun aus dem Olivenöl, dem Zitronensaft, Salz und Pfeffer das Dressing zubereiten. Die Nudeln abgießen und vorsichtig mit der Radicchio-Granatapfelkern-Mischung vermengen. Dressing dazugeben und die Walnüsse unterheben. Den Salat auf Tellern anrichten und mit den Pinienkernen und dem zerbröckelten Roquefort servieren.

Couscous mit Granatapfelkernen

1 Granatapfel

120 g Couscous

1/2 Stange Zimt

Salz, Pfeffer

4 getrocknete Aprikosen

1 TL weiche Butter

1 EL gehackte Petersilie

Den Granatapfel öffnen und die Kerne herauslösen. Etwa 150 ml Wasser zum Kochen bringen, Couscous und die Zimtstange dazugeben, vom Herd nehmen und 3 Minuten zugedeckt quellen lassen. Mit Salz und Pfeffer abschmecken. Aprikosen klein schneiden und mit der Butter, den Granatapfelkernen und der Petersilie unter den Couscous mischen. Variante: Statt Zimt und Aprikosen 200 g Feta und eine gelbe Paprika zum Couscous geben und mit Gemüsebrühe aufsetzen und mit Öl abschmecken.

Hauptspeisen

Putenbrust mit Granatapfel und Walnüssen

2–3 Putenbrüste

Fett zum Anbraten (z. B. Kokosfett, Butterschmalz)

Salz, Pfeffer

1/8 l Granatapfelsaft

1/8 l Hühnerbrühe

200 g Walnüsse, gehackt

1 EL Rosinen

etwas Curry

125 g Sahne

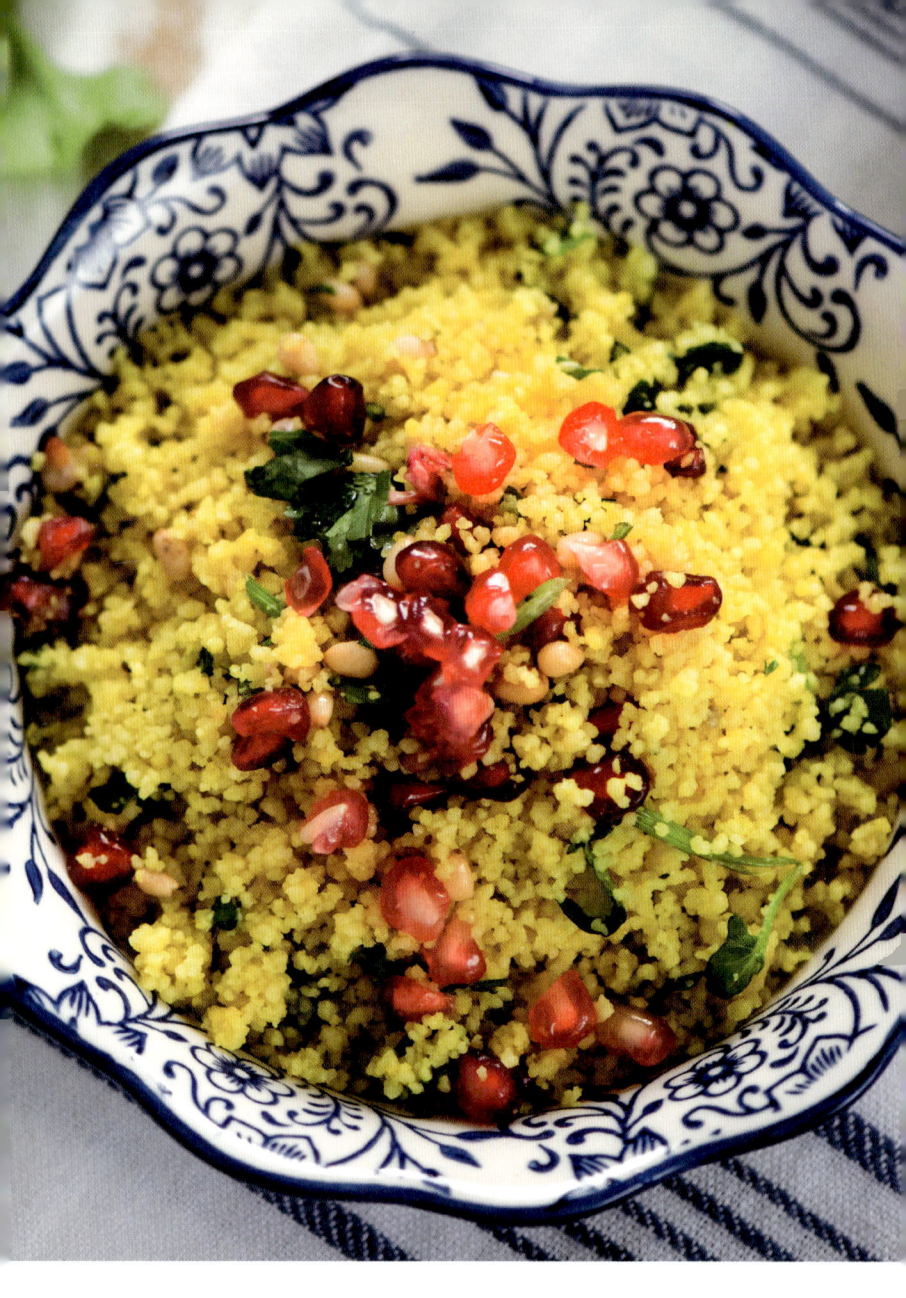

^ Lecker und gesund: Couscous mit Granatapfel.

Putenbrüste waschen und mit einem Küchenkrepp trocken tupfen. Anschließend in heißem Fett von allen Seiten braun anbraten, dann das Fleisch weitere 3 Minuten braten. Das Fleisch mit Salz und Pfeffer würzen und auf einem Teller zur Seite stellen. Bratensaft zusammen mit dem Granatapfelsaft und der Hühnerbrühe ablöschen. Gehackte Walnüsse und Rosinen zugeben. Mit Salz, Pfeffer und Curry würzen, Sahne zugeben. Fleisch in die Soße geben und die Soße noch etwas einköcheln lassen.
Dazu passen Nudeln und ein grüner Blattsalat.

Lammrücken mit Granatapfelkernen

1 Zwiebel

2 Knoblauchzehen

1 reifer Granatapfel

etwa 1 kg Lammrücken

Fett zum Anbraten (z. B. Kokosfett, Butterschmalz)

1/4 l Rotwein

1 Rosmarinzweig

Salz, Pfeffer

Zwiebel und Knoblauch schälen und würfeln. Granatapfel auseinanderbrechen. Die Hälfte der Frucht auspressen (Zitronenpresse) und den gewonnenen Saft beiseitestellen. Aus der anderen Fruchthälfte die Kerne sorgfältig herauslösen und ebenfalls zur Seite stellen. Anschließend den Lammrücken zusammen mit der klein gehackten Zwiebel und dem Knoblauch im heißen Fett von allen Seiten gut anbraten. Mit dem Rotwein ablöschen. Nun den Granatapfelsaft und den Rosmarinzweig zugeben und das Ganze zugedeckt etwa eine halbe Stunde schmoren lassen. Das Fleisch anschließend aus dem Topf nehmen, mit Salz und Pfeffer würzen und den Bratenfond mit etwas Wasser ab-

löschen. Vor dem Servieren mit den Granatapfelkernen bestreuen. Dazu passen Reis und frisches Bohnengemüse.

Rehmedaillons mit Pilzen und Granatapfelsoße

3 Rehmedaillons

300 g Pilze (z. B. Steinpilze)

3 Scheiben Speck

3 Schalotten

1 Granatapfel

Bratfett

Salz, Pfeffer

2 EL Portwein

3 Wacholderbeeren

200 ml Wildfond

Den Backofen auf 180 °C vorheizen. Rehmedaillons waschen und trocken tupfen. Pilze abbürsten. Je eine Scheibe Speck um jedes Medaillon wickeln und mit Küchengarn festbinden. Die Schalotten schälen und würfeln. Den Granatapfel öffnen und die Kerne herauslösen. Anschließend die Rehmedaillons im heißen Fett von beiden Seiten anbraten, dann salzen und pfeffern und in eine feuerfeste Form geben. Im vorgeheizten Backofen (zweite Schiene von unten) etwa 15 Minuten schmoren lassen (keine Umluft). Den Bratfond mit etwas Wasser loskochen, die gewürfelten Schalotten und die klein geschnittenen Pilze dazugeben und etwas anschmoren. Anschließend den Portwein, die Wacholderbeeren und den Wildfond dazugeben und die Soße reduzieren (auf etwa 200 ml). Zum Schluss die Granatapfelkerne unterrühren und nur kurz warm halten. Die Medaillons aus dem Ofen nehmen und zusammen mit der Soße servieren.
Dazu passt ein Kartoffelgratin oder Reis.

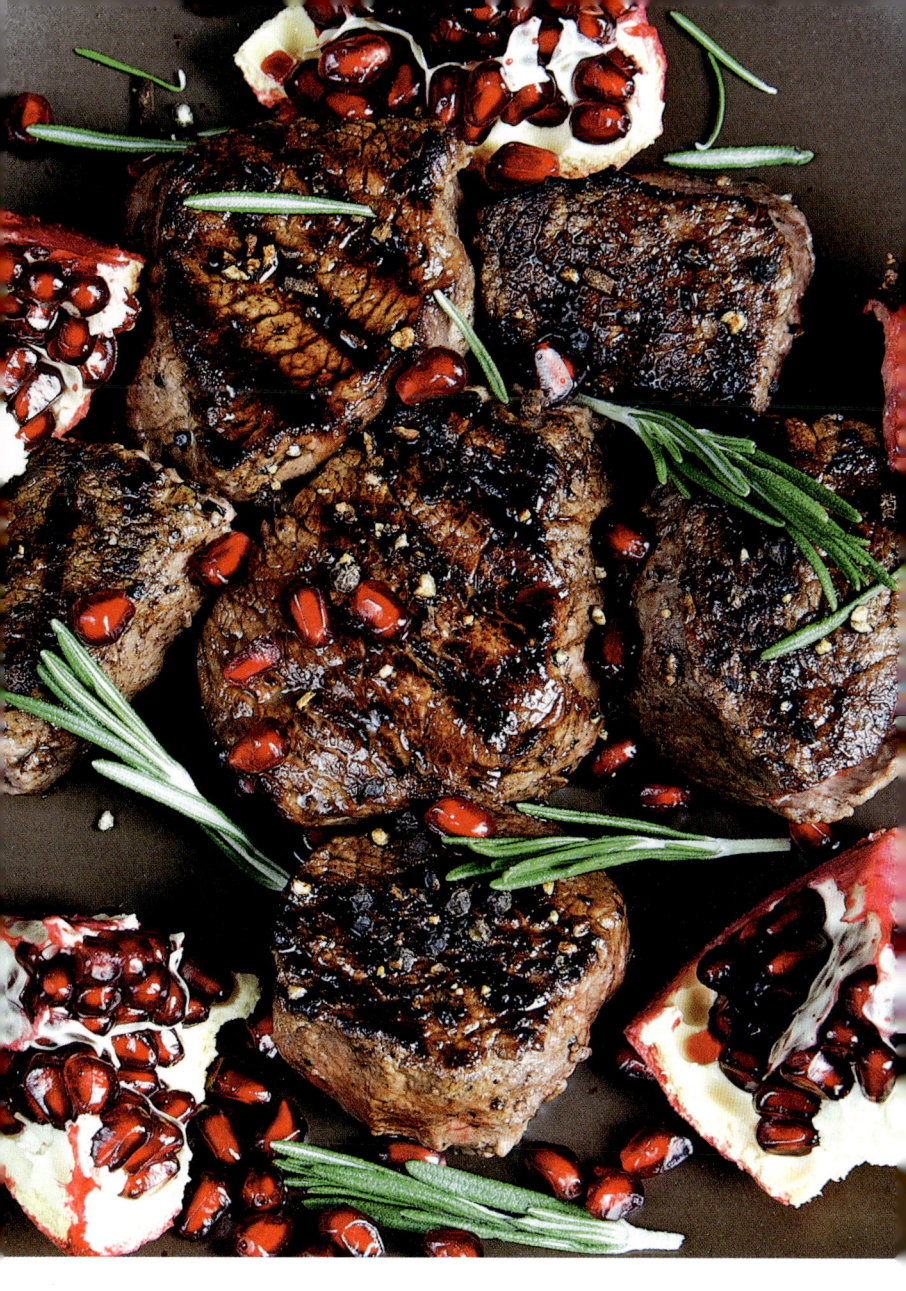

^ Granatapfel schmeckt auch zu Rindfleisch sehr gut.

Rinderfilet mit Granatapfel-Chutney

Für das Chutney

1 Granatapfel

1/2 rote Chilischote

1 Schalotte

1/2 Mango

3 EL Rotweinessig

2 Nelken

20 g Rosinen

40 g Zucker

Salz, Pfeffer

Für das Rinderfilet

Bratfett

etwa 500 g Rinderfilet

Salz, Pfeffer

100 ml Weißwein

100 ml Rindsfond

1 Sternanis

1 TL Noilly Prat oder Gin

100 g Crème fraîche

etwas Curry

Den Granatapfel einritzen, halbieren und eine Hälfte auf der Zitronenpresse auspressen. Aus der anderen Hälfte die Kerne mit einem Löffel herauslösen. Nun die Chilischote der Länge nach aufschneiden, die Kerne entfernen und die Hälfte in feine Streifen schneiden. Die Schalotte schälen und würfeln. Die Mango ebenfalls schälen, eine Hälfte vom Stein lösen und das Fruchtfleisch in kleine Würfel schneiden. Rotweinessig zusammen mit

den Schalottenwürfeln, den Chilistreifen, den Nelken, den Rosinen, dem Zucker, den Granatapfelkernen und dem Granatapfelsaft im Topf erhitzen und etwa 30 Minuten köcheln lassen, dabei gelegentlich umrühren. Mit Salz und Pfeffer abschmecken und das Chutney vom Herd nehmen.

Den Backofen auf etwa 100 °C vorheizen. In einer Bratpfanne das Bratfett erhitzen und das Fleisch rundherum etwa 5 Minuten anbraten. Anschließend das Fleisch aus der Pfanne nehmen, salzen und pfeffern, in eine ofenfeste Kasserolle geben und im Backofen etwa 1–1,5 Stunden weitergaren lassen. Für die Soße den Bratensaft in der Bratpfanne mit dem Weißwein ablöschen und die Flüssigkeit zusammen mit dem Rindsfond etwas reduzieren. Anschließend den Sternanis, den Noilly Prat und die Crème fraîche dazugeben und die Soße mit Salz, Pfeffer und etwas Curry abschmecken. Kurz vor dem Servieren das Chutney nochmals kurz erwärmen. Anschließend das Fleisch aus dem Ofen nehmen, in Scheiben schneiden und zusammen mit dem Chutney auf vorgewärmten Tellern anrichten. Die Soße getrennt dazu reichen. Dazu passt ein Safranreis.

Zanderfilet mit Speck und Granatapfel

1 Granatapfel
Zanderfilet (etwa 150 g pro Person)
Salz, Pfeffer (frisch gemahlen)
4–6 Scheiben Bauchspeck
2 EL Butter
125 ml Fischfond
Salbei
1 EL Balsamico-Essig
1 EL Speisestärke

Granatapfel öffnen und die Kerne vorsichtig herauslösen.

Das Zanderfilet in etwa 3 × 3 cm große Stücke schneiden und mit Salz und Pfeffer würzen. Anschließend mit den Speckscheiben umwickeln und bei geringer Temperatur ringsherum in Butter anbraten. Deckel auf die Pfanne setzen und die Zanderstücke etwa 5 Minuten bei schwacher Hitze ziehen lassen. Aus der Pfanne herausnehmen und warm halten.

Jetzt den Fischfond in die Pfanne geben und zusammen mit den Salbeiblättchen, dem Balsamico-Essig und den Granatapfel-kernen etwas einköcheln lassen. Mit frisch gemahlenem Pfeffer würzen und mit der Speisestärke binden.

Dazu passt Reis mit Safranfäden.

Süßspeisen, Desserts und Kuchen

Frühstücks-Power-Müsli

4 EL Walnuss- oder Cashewkerne

2 EL Kokosraspel

1 Granatapfel

1 Banane oder 1 Mango

80–100 g Haferflocken

1–2 EL Weizenkeime

1 Becher Naturjoghurt

eventuell etwas Milch

2 EL Honig

Nüsse im vorgeheizten Ofen (Umluft) bei 150–170 °C auf der un-tersten Schiene für etwa 15 Minuten rösten. Dabei gelegentlich wenden. Anschließend herausnehmen, mit den Kokosraspeln vermischen und abkühlen lassen. In der Zwischenzeit den

Granatapfel öffnen und die Kerne herauslösen. Die Banane bzw. die Mango klein schneiden und zusammen mit den Granatapfelkernen, den Haferflocken und den Weizenkeimen in eine Schüssel geben. Die Nussmischung und den Naturjoghurt (eventuell auch etwas Milch) hinzufügen und den Honig unterrühren. Alles gut vermischen, in Müslischalen verteilen und servieren.

Granatapfelmarmelade mit Feigen

Für 2 Gläser (jeweils 200 ml)

4 Orangen

1 Granatapfel

2 frische (oder getrocknete) Feigen

30 ml Orangensaft

30 ml Granatapfelsaft

400 g Gelierzucker (1:1)

1 Stange Zimt

Die Orangen schälen und die weiße äußere Haut vollständig entfernen. Die Fruchtfilets aus den Trennhäuten herauslösen. Den Granatapfel öffnen und die Kerne herauslösen. Die (frischen) Feigen schälen und in kleine Stücke schneiden. Die Orangenfilets, die Feigen und die Granatapfelkerne sollten zusammen etwa 300 g wiegen. Diese Fruchtmischung in einem Topf zusammen mit dem Orangen- und dem Granatapfelsaft, dem Gelierzucker und der Zimtstange erhitzen. Alles unter Rühren zum Kochen bringen und etwa 3–5 Minuten sprudelnd kochen lassen. Die Zimtstange herausnehmen. Anschließend in saubere Gläser mit Schraubverschluss füllen und die Gläser umgedreht auf den Deckel stellen, damit sie luftdicht schließen. Sobald die Marmelade im Glas anfängt zu gelieren, wieder umdrehen und an einem kühlen Ort möglichst lichtgeschützt aufbewahren.

Süßer Reisauflauf mit Grenadine

1 Vanilleschote

400 ml Milch

80 g Zucker

100 g Milchreis

3 Orangen

1–3 EL bittere Orangenmarmelade

1–2 EL Honig

2 Eier

1–2 EL Speisestärke

Butter

1 Granatapfel

40 ml Grenadine-Sirup

100 ml Orangensaft

Vanilleschote aufritzen und das Mark herauslösen. Dieses zusammen mit der Milch und etwa der Hälfte des Zuckers kurz aufkochen. Reis zufügen und bei milder Hitze etwa 20 Minuten köcheln lassen, dabei unbedingt immer wieder umrühren, um ein Anbrennen zu vermeiden. Den Reis anschließend vom Herd nehmen und abkühlen lassen. Die Orangen schälen, die Fruchtfleischfilets von den Trennhäuten befreien und vorsichtig herauslösen. Anschließend die Marmelade und den Honig im Topf erwärmen, die Orangenfilets hinzugeben, in der Marmeladen-Honig-Mischung wenden und den Topf dann zur Seite stellen.

Nun die Eier trennen. Die Eigelbe zusammen mit der Hälfte des restlichen Zuckers (etwa 20 g) schaumig schlagen. Die Speisestärke vorsichtig unter die Eigelbmasse ziehen und diese Mischung unter den abgekühlten Reis mengen. Die Eiweiße mit dem restlichen Zucker steif schlagen und untermengen.

Eine Auflaufform ringsherum mit Butter bestreichen und die Hälfte der Reismischung einschichten. Die Oberfläche mit einem Messer glatt streichen, die Orangenfilets darauf verteilen, die restliche Reismasse auf die Orangen geben und wieder glatt streichen. Den Auflauf im Backofen bei 180 °C (Umluft) etwa 20 Minuten backen.

In der Zwischenzeit den Granatapfel öffnen, die Kerne herauslösen und mit dem Grenadine-Sirup und dem Orangensaft mischen. Den Reisauflauf aus dem Backofen herausnehmen, anschließend auf Tellern portionsweise entsprechend anrichten und zum Schluss die Granatapfelkern-Grenadine-Mischung vorsichtig und gleichmäßig darauf verteilen. Der Auflauf schmeckt am besten ganz frisch aus dem Ofen.

Panna cotta mit Beeren und Granatapfelkernen

2 Blatt weiße Gelatine

1 Vanilleschote

500 g Sahne

60 g Zucker

1 Granatapfel

200 g Beerenfrüchte (z. B. Heidelbeeren und Himbeeren)

Die Gelatineblätter in Wasser einweichen. Die Vanilleschote aufschneiden und das Mark mit einem Messer herauskratzen. Die Sahne, das Vanillemark und den Zucker auf dem Herd zum Kochen bringen und etwa 10 Minuten köcheln lassen. Anschließend die Sahnemischung vom Herd nehmen, die ausgedrückte Gelatine dazugeben und in dem heißen Gemisch auflösen (nicht mehr kochen!). Die noch heiße Masse in mit kaltem Wasser ausgespülte Dessertschälchen füllen und für mehrere Stunden (am besten über Nacht) erkalten lassen.

Den Granatapfel öffnen und die Kerne herauslösen. Zum Servieren die Förmchen stürzen und mit den Beerenfrüchten und den Granatapfelkernen auf einem Teller anrichten.

Heißer Dessert-Schokokuchen mit Granatapfel

Für 4 kleine Kuchen

1 Granatapfel

250 g Butter

250 g dunkle Bitterschokolade (mind. 70 % Kakaoanteil, besser 85 %)

5 ganze Eier

5 Eigelb

125 g Zucker

50 g Mehl

1 Orange

Zitronenmelisseblättchen

Den Backofen auf 200 °C vorheizen. Den Granatapfel öffnen und die Kerne herauslösen. Butter mit Bitterschokolade im heißen Wasserbad schmelzen. Eier, Eigelbe und Zucker schaumig schlagen. Mehl hinzufügen und alles zusammen mit der Butter-Schokolade-Masse mischen. Die Masse in feuerfeste Förmchen gießen und im vorgeheizten Backofen etwa 10 Minuten backen.

In der Zwischenzeit die Orange schälen und filetieren. Dabei darauf achten, dass alle Häute entfernt werden und nur die Fruchtfleischfilets übrig bleiben. Die Schokoladenkuchen aus dem Ofen nehmen und noch heiß auf Dessertteller stürzen. Jeweils rund um die Kuchen die Orangenfilets, die Granatapfelkerne und die Zitronenmelisse dekorieren und heiß servieren. Der Clou des Kuchens: Er ist zwar außen gebacken, aber beim Anstechen quillt die warme, halb flüssige Schokolade heraus. Ein besonderer Genuss!

Fruchtbecher mit Granatapfel und Granatapfelelixier

1 Granatapfel

1/2 Ananas

2 Kiwis

1 Mango

3 Kugeln Eis (z. B. Vanille)

3 EL Granatapfelelixier

ein paar Blättchen Zitronenmelisse

Den Granatapfel öffnen und die Kerne vorsichtig mit einem Löffel herauslösen. Die Ananas schälen und den Strunk entfernen. Anschließend das Fruchtfleisch in mundgerechte Stücke schneiden. Kiwis schälen und in Scheiben schneiden. Mango schälen, das Fruchtfleisch vom Kern lösen und klein schneiden. Alle Fruchtstücke in einer Schüssel vorsichtig mischen und auf Dessertteller verteilen. Anschließend je eine Kugel Eis dazusetzen. Das Granatapfelelixier tropfenweise darauf verteilen und die Teller mit Zitronenmelisse dekorieren.

Quarkspeise mit Granatapfelelixier

500 g Speisequark (20 %)

1/8 l Milch oder 125 g Sahne

250 g Beerenfrüchte (z. B. Erdbeeren oder Himbeeren)

3 EL Granatapfelelixier

1–2 EL Kokosraspel

Den Quark mit der Milch bzw. der Sahne verrühren. Drei Viertel der Früchte (ganz oder zerkleinert) unterheben. Anschließend vorsichtig das Granatapfelelixier unterrühren. Die Nachspeise auf 2–3 Glasschälchen verteilen und mit Fruchtstücken und Kokosraspeln garnieren.

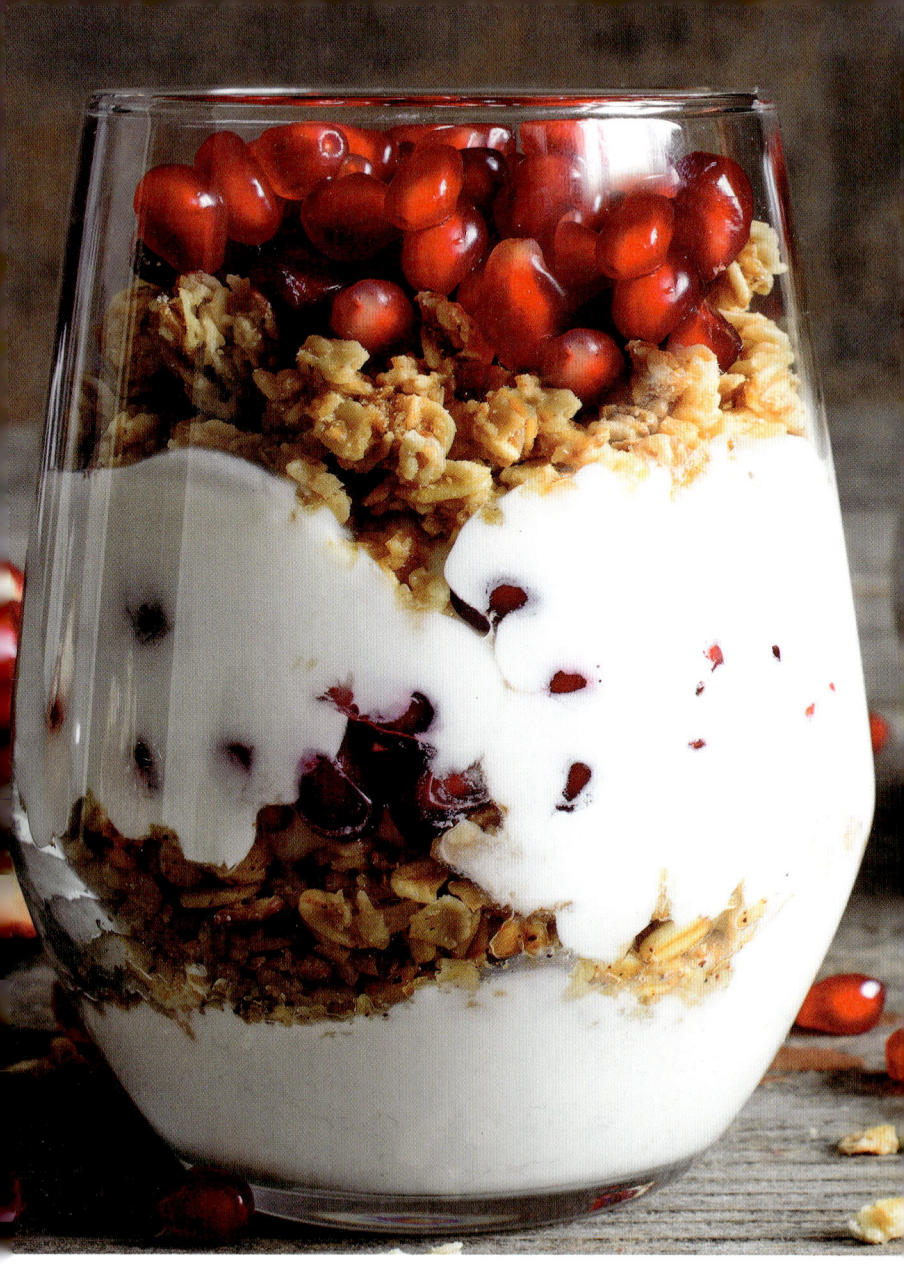

Mascarpone-Granatapfel-Dessert

2 Äpfel

2 Granatäpfel

2 Orangen

1 Messerspitze Zimt

2 Eier

1 Päckchen Vanillezucker

2 EL Zucker

125 g Mascarpone

Die Äpfel schälen und kurz in Zitronenwasser eintauchen, um die Braunfärbung zu verhindern. Die Granatäpfel öffnen und die Kerne vorsichtig herauslösen. Eventuell austretenden Saft auffangen und beiseitestellen. Orangen schälen und in mundgerechte Stücke schneiden. Äpfel in Stücke schneiden. Das Obst mit dem Zimt mischen. Eier trennen. Die Eigelbe zusammen mit dem Vanillezucker mit dem Elektroquirl schaumig schlagen. Die Eiweiße mit dem Zucker ebenfalls steif schlagen. Den Mascarpone mit dem aufgeschlagenen Eigelb vermischen und zum Schluss das steif geschlagene Eiweiß unterziehen. Nun die Mascarponecreme zusammen mit dem vorbereiteten Obst schichtweise in Dessertgläsern anrichten.

Beerentarte mit Granatapfelkernen

Für den Boden

200 g Mehl

1 TL Backpulver

1 Ei

100 g Butter

50 g Zucker

Für die Auflage

1 Granatapfel

300 g gemischte Beeren (z. B. Himbeeren, Brombeeren, Heidelbeeren)

50 g Doppelrahmfrischkäse

2 Eier

100 g Sahne

200 g Crème fraîche

20 g Zucker

Mehl zusammen mit dem Backpulver, dem Ei, der Butter und dem Zucker zu einem glatten Teig verkneten. In Klarsichtfolie wickeln und im Kühlschrank etwa eine halbe Stunde ruhen lassen.

Den Backofen auf 200 °C (Gas Stufe 3) vorheizen.

Inzwischen den Granatapfel öffnen und die Kerne herauslösen. Die Beerenfrüchte vorsichtig abbrausen und anschließend auf einem Küchenkrepp trocknen.

Teig auf bemehlter Fläche ausrollen und eine Tarteform (ø 26 cm) damit vollständig – auch am Rand – auskleiden. Die Beeren mit dem Großteil der Granatapfelkerne mischen. Restliche Kerne für die Dekoration aufbewahren. Die Fruchtmischung auf den Teigboden geben.

Nun den Frischkäse zusammen mit zwei Eiern, der Sahne, der Crème fraîche und dem Zucker verrühren und vorsichtig über die Früchte gießen. Im Backofen auf der unteren Schiene bei 200 °C etwa 30–35 Minuten backen. Falls die Sahnemasse beim Backvorgang zu dunkel werden sollte, bitte mit Alufolie abdecken.

Anschließend die Tarte herausnehmen, abkühlen lassen, vorsichtig aus der Form nehmen und mit den restlichen Granatapfelkernen bestreuen.

Granatapfelkuchen

Für die Auflage

1 Päckchen Vanillepuddingpulver

500 ml Milch

50 g Zucker

150 g Crème fraîche

Für den Teig

1 Granatapfel

1 Vanilleschote

150 g Butter

Salz

200 g Zucker

5 Eier

200 g Mehl

100 g Kartoffelstärke

1 Päckchen Backpulver

5 EL Sahne

1 EL Puderzucker

200 g dunkle Kuvertüre

Den Pudding nach Packungsanleitung mit Milch und Zucker kochen. Pudding abkühlen lassen und mehrfach dabei umrühren, damit sich keine Haut bildet. Dann die Crème fraîche unterrühren.

Den Backofen auf 175 °C vorheizen. Den Granatapfel öffnen und die Kerne herauslösen. Vanilleschote öffnen und das Mark herauskratzen. Die Butter mit einer Prise Salz, dem Zucker und dem Vanillemark schaumig rühren.

Die Eier mit dem Handrührgerät schaumig schlagen. Dann die Eiermasse mit der Buttermasse vermischen. Mehl, Stärke und Backpulver dazugeben und zum Schluss die Sahne und den Puderzucker unterrühren.

Eine Springform (ø 26 cm) einfetten und mit Paniermehl ausstreuen. Dann den Teig einfüllen. Anschließend den Pudding darauf verteilen und mit den Granatapfelkernen bestreuen. Den Kuchen im Backofen etwa 1 Stunde backen. Falls er zu dunkel werden sollte, die Oberfläche mit Alufolie abdecken. Dann den Kuchen herausnehmen und abkühlen lassen. Zum Schluss die Kuvertüre im Wasserbad erhitzen und den Kuchen damit überziehen.

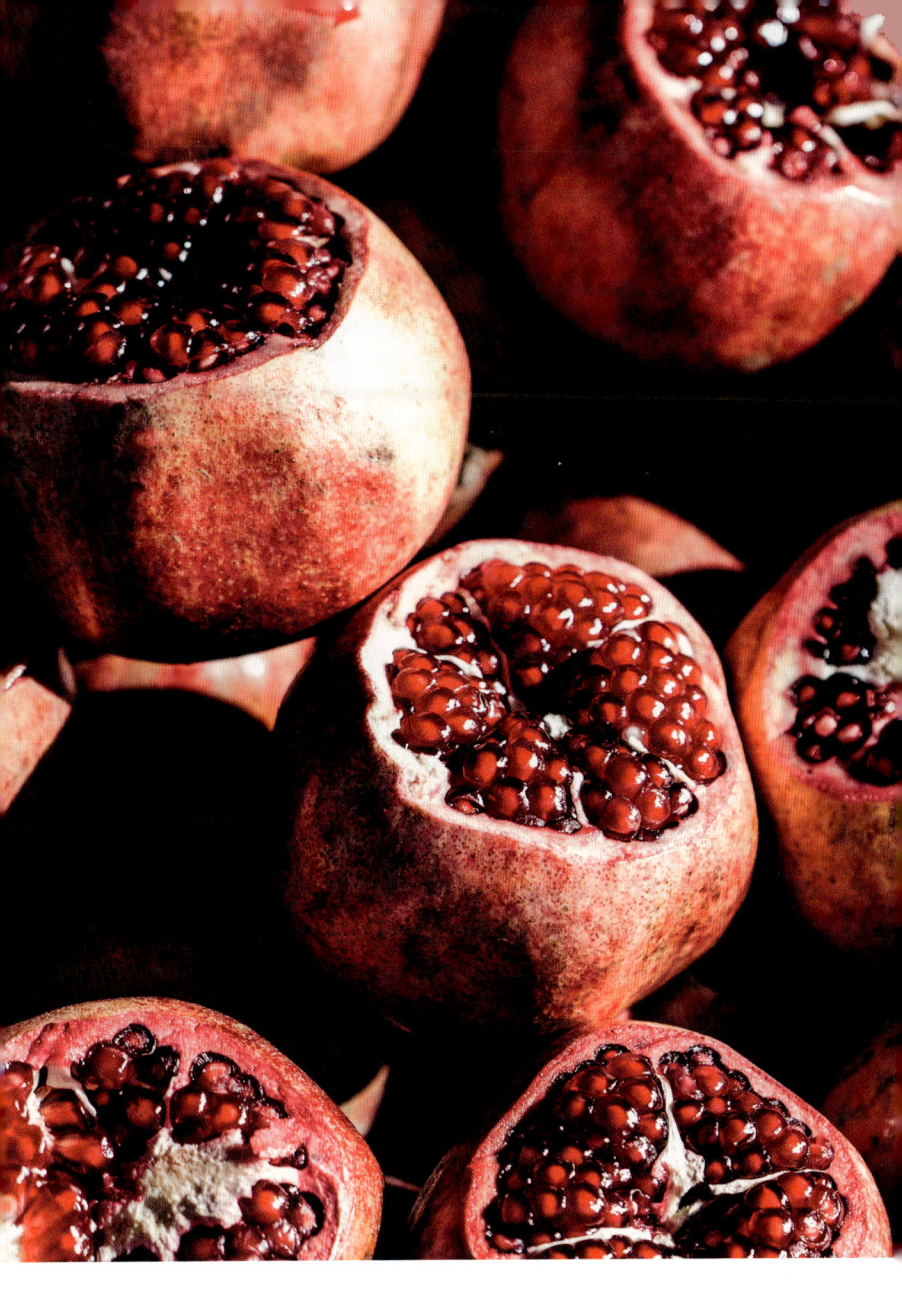

⌃ Frisch aufgeschnittene Granatäpfel, bereit zum Auspressen.

Literatur

Ammar A, Bailey SJ, Chtourou H, Trabelsi K, Turki M, Hökelmann A, Souissi N. **Effects of pomegranate supplementation on exercise performance and post-exercise recovery in healthy adults.** Br J Nutr. 2018 Dec;120(11):1201–1216. doi: 10.1017/S000711451800 2696. Epub 2018 Oct 23.PMID: 30350760

Ammar A, Turki M, Hammouda O, Chtourou H, Trabelsi K, Bouaziz M, Abdelkarim O, Hökelmann A, Ayadi F, Souissi N, Bailey SJ, Driss T, Yaich S. **Effects of Pomegranate Juice Supplementation on Oxidative Stress Biomarkers Following Weight-lifting Exercise.** Nutrients. 2017 Jul 29;9(8):819. doi: 10.3390/nu9080819.PMID: 28758938

Esmaeilinezhad Z, Babajafari S, Sohrabi Z, Eskandari MH, Amooee S, Barati-Boldaji R. **Effect of symbiotic pomegranate juice on glycemic, sex hormone profile and anthropometric indices in PCOS.** Nutr Metab Cardiovasc Dis. 2019 Feb;29(2):201–208. doi: 10.1016/j.numecd.2018.07.002. Epub 2018 Jul 17.PMID: 30538082

Gheflati A, Mohammadi M, Ramezani-Jolfaie N, Heidari Z, Salehi-Abargouei A, Nadjarzadeh A. **Does pomegranate consumption affect weight and body composition? A systematic review and meta-analysis of randomized controlled clinical trials.** Phytother Res. 2019 May;33(5):1277–1288. doi: 10.1002/ptr.6322. Epub 2019 Mar 18.PMID: 30882964

González-Sarrías A, Núñez-Sánchez MA, Ávila-Gálvez MA, Monedero-Saiz T, Rodríguez-Gil FJ, Martínez-Díaz F, Selma MV, Espín JC. **Consumption of pomegranate decreases plasma lipopolysaccharide-binding protein levels, a marker of metabolic endotoxemia, in patients with newly diagnosed colorectal cancer.** Food Funct. 2018 May 23;9(5):2617–2622. doi: 10.1039/c8foo 264a.PMID: 29770393

Kerimi A, Nyambe-Silavwe H, Gauer JS, Tomás-Barberán FA, Williamson G. **Pomegranate juice, but not an extract, confers a lower glycemic response on a high-glycemic index food.** Am J Clin Nutr. 2017 Dec;106(6):1384–1393. doi: 10.3945/ajcn.117.161968. Epub 2017 Oct 11.PMID: 29021286

Livingstone TL, Beasy G, Mills RD, Plumb J, Needs PW, Mithen R, Traka MH. **Plant Bioactives and the Prevention of Prostate Cancer.** Evidence for Human Studies Nutrients. 2019 Sep 18;11(9):2245. doi: 10.3390/nu11092245.PMID: 31540470

Morsy RAA, Abbass EA, Hager EAA, Farid MH, Ellithy MM, Azmy A.P. **Assessment of Anti-carcinogenic Effect of Pomegranate in Oral Squamos Cell Carcinoma.** ak J Biol Sci. 2019 Jan;22(12): 580–584. doi: 10.3923/pjbs.2019.580.584.PMID: 31930856

Paller CJ, Pantuck A, Carducci MA. **A review of pomegranate in prostate cancer.** Prostate Cancer Prostatic Dis. 2017 Sep;20(3): 265–270. doi: 10.1038/pcan.2017.19. Epub 2017 Apr 25.PMID: 28440320

Sahebkar A, Ferri C, Giorgini P, Bo S, Nachtigal P, Grassi D. **Effects of pomegranate juice on blood pressure.** A systematic review and meta-analysis of randomized controlled trials. Pharmacol Res. 2017 Jan;115:149−161. doi: 10.1016/j.phrs.2016.11.018. Epub 2016 Nov 23.PMID: 27888156

Scaioli E, Belluzzi A, Ricciardiello L, Del Rio D, Rotondo E, Mena P, Derlindati E, Danesi F. **Pomegranate juice to reduce fecal calprotectin levels in inflammatory bowel disease patients Trials.** 2019 Jun 6;20(1):327. doi: 10.1186/s13063-019-3321-8.PMID: 31171016

Siddarth P, Li Z, Miller KJ, Ercoli LM, Merril DA, Henning SM, Heber D, Small GW. **Randomized placebo-controlled study of memory effects of pomegranate juice in middle-aged and older adults.** Am J Clin Nutr. 2020 Jan 1;111(1):170−177. doi: 10.1093/ajcn/nqz241.PMID: 31711104

Wang L, Martins-Green M. **Pomegranate and its components as alternative treatment for prostate cancer.** Int J Mol Sci. 2014 Aug 25;15(9):14949−66. doi:10.3390/ijms150914949.PMID: 25158234

Granatapfelprodukte im Handel

Produkte mit Granatapfel, z.B. Säfte oder auch Cremes, sind im Handel mittlerweile gut vertreten, etwa in Reformhäusern oder Drogerieketten. Die folgenden Hersteller- bzw. Bezugsadressen stellen Empfehlungen der Autorin dar.

Granatapfelelixier und Kapseln:
Dr. Jacob's Medical GmbH
Platter Str. 92
65232 Taunusstein
www.dr.jacobs-shop.de

Granatapfelsamenöl:
PEKANA Naturheilmittel GmbH
Raiffeisenstr. 15
88353 Kißlegg
Telefon +49 (0)75 63 9 11 60
Telefax +49 (0)75 63 28 62
E-Mail : info@pekana.com
www.pekana.de
In der Apotheke erhältlich: delima® (Kapseln), delima® feminin (Zäpfchen für die Anwendung im Scheidenbereich)

Bio-Granatapfelextrakt und über 140 weitere hochwertige Nahrungs-ergänzungsmittel:

Heidelberger Chlorella GmbH

In der Heidelslach 4

69181 Leimen

Telefon: +49 (0)6224 92700

Fax: +49 (0)6224 927070

E-Mail: info@heidelberger-chlorella.de

Website: www.heidelberger-chlorella.de

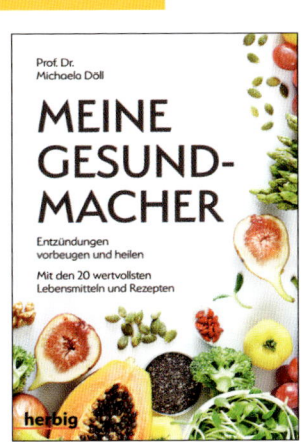

Mit der richtigen Ernährung Entzündungen vorbeugen und heilen

Versteckte Entzündungen können fatale gesundheitliche Folgen haben, u.a. Diabetes, Schlaganfall oder Krebs. Michaela Döll klärt über Ursachen und Gefahren auf und verrät, wie man sich durch eine spezielle Kost davor schützen kann. Auf Basis neuester wissenschaftlicher Erkenntnisse stellt sie die wichtigsten Nahrungsmittelgruppen zusammen, die entzündungshemmend wirken, und beschreibt ihre wertvollen Inhaltsstoffe. Rezepte zum Nachkochen zeigen, wie das Superfood auf unserem Speiseplan schmackhaft in Szene gesetzt werden kann.

Prof. Dr. Michaela Döll
MEINE GESUNDMACHER
128 Seiten · ISBN 978-3-7766-2843-2

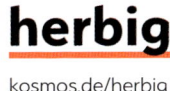

kosmos.de/herbig

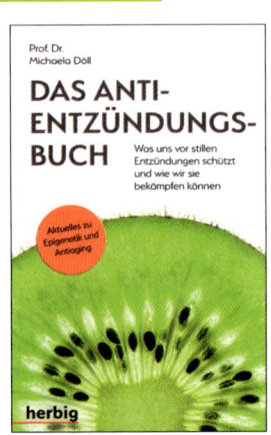

Mit der richtigen Strategie gegen versteckte Entzündungen

Viele Menschen haben dauerhaft unbemerkte Entzündungs-
herde in ihrem Körper – mit unabsehbaren Folgen für die Gesundheit, denn stille Entzündungen sind vermutlich hauptver-
antwortlich für Zivilisationskrankheiten wie Herzinfarkt,
Diabetes oder Krebs. Michaela Döll klärt allgemein verständlich
über diese Zusammenhänge auf. Sie beschreibt, was den
Entzündungsstress auslöst und wie wir uns durch die richtige
Auswahl an Lebensmitteln und den richtigen Lebensstil vor
Krankheiten schützen und unsere Gesundheit erhalten können.

Prof. Dr. Michaela Döll
DAS ANTI-ENTZÜNDUNGSBUCH
160 Seiten · ISBN 978-3-7766-2855-5

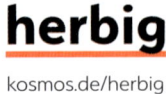

kosmos.de/herbig

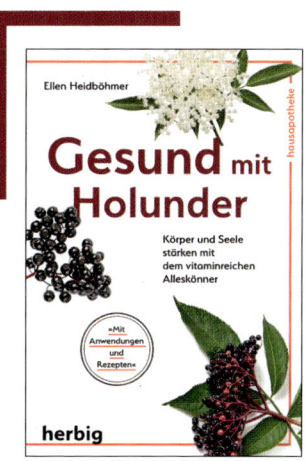

Der vitaminreiche Alleskönner neu entdeckt

Holunder hat erstaunliche Heilkräfte, die bereits seit Jahrtausenden nicht nur bei Erkältungskrankheiten genutzt werden. Er hat sich als Stärkungsmittel für Körper und Seele bewährt und findet außerdem Verwendung bei der Behandlung von kleinen Wunden, Insektenstichen sowie als Hautpflegemittel. Dieses Buch bietet einen kurzen Überblick über die Geschichte des Holunderbaums, beschreibt die Inhaltsstoffe von Blüten, Blättern, Beeren und Wurzeln und stellt die heilsamen Anwendungsmöglichkeiten vor. Mit großem Rezeptteil.

Ellen Heidböhmer
GESUND MIT HOLUNDER
128 Seiten · ISBN 978-3-7766-2862-3

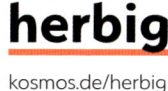

kosmos.de/herbig

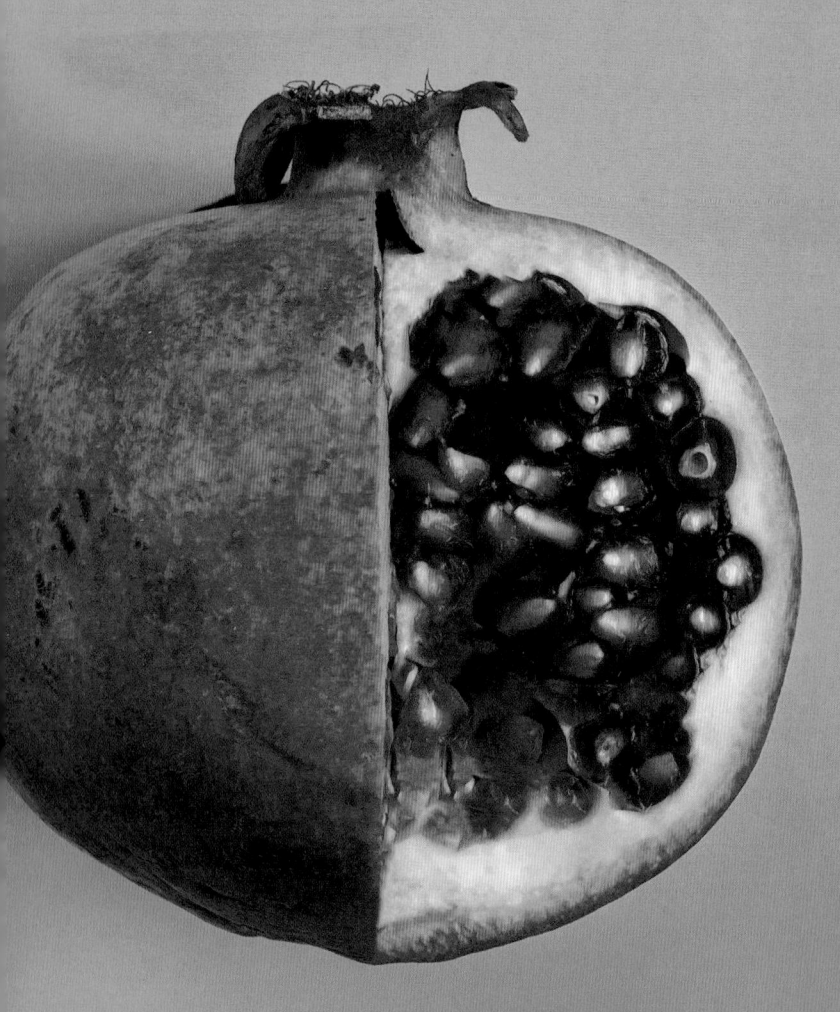